携帯版

ダイエットのための
カロリーガイド

テイクアウトや外食など
エネルギーの高い、低いがひとめでわかる！

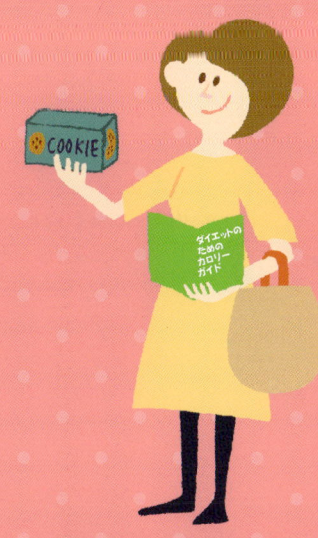

監修／竹内冨貴子 管理栄養士
　　　牧野直子 管理栄養士

女子栄養大学出版部

目次

やせ体質の基本が身に着くエネルギークイズ……4
エネルギーコントロールで確実にやせる……11
エネルギーだけを減らすダイエットは危険！……13
本書の使い方……14

テイクアウト編

- デパ地下（総菜）……16
- デパ地下（サラダ）……17
- テイクアウト（サンドイッチ）……18
- テイクアウト（スープ）……19
- ファストフード……20
- お弁当（幕の内ほか）……22
- 折詰めずし……24
- お弁当（丼物）……25
- お弁当（カレー・ピラフ）……26
- お弁当（めん類）……27
- お弁当（パスタ）……28
- おにぎり……29
- 手巻きずしほか……30
- パン（総菜パン）……31
- パン（菓子パン）……32

きれいにやせるテイクアウト選択術……34

外食編

- 和風定食……38
- そば……40
- うどん……41
- 丼物……42
- すし（ちらし・丼ほか）……43
- すし（にぎりほか）……44
- カレーライス……46
- ラーメン……48
- 中華定食……50
- 中華料理（めん）……52
- 中華料理（ごはん）……53
- 中華料理（単品）……54
- 洋風定食……56
- ハンバーグ……58
- ステーキ・ソテーほか……59
- グラタン・リゾットほか……60
- スパゲティ……62
- 揚げ物（肉・魚介）……64
- 揚げ物（コロッケ）……66
- 韓国料理……68
- 焼き肉……70
- エスニック……71

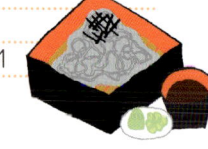

きれいにやせる外食選択術……72

携帯版　ダイエットのためのカロリーガイド

甘味・飲料編

- ケーキ・洋菓子……76
- ゼリー・プリン・アイスクリーム……78
- あんみつ・ぜんざい……79
- 和菓子……80
- スナック菓子……82
- クッキー……84
- せんべい……86
- チョコレート菓子……88
- あめ・キャラメル・ガム……89
- コーヒー・紅茶・ココアほか……90
- ジュース……92
- ビール類……93
- ワイン・カクテルほか……94

きれいにやせる甘味・飲料選択術……96

素材編

- ごはん……100
- めん……101
- パン……102
- 牛肉……104
- 豚肉……106
- 鶏肉……108
- ひき肉……109
- ハム・ベーコン……110
- ソーセージ……111
- チーズ……112
- ヨーグルト……114
- くだもの……115
- バター・マーガリン……116
- ドレッシング・マヨネーズ……117
- ソース・ケチャップ……118
- ジャム類……119
- 砂糖類……120

よく使う食材のエネルギー一覧……121

索引……122

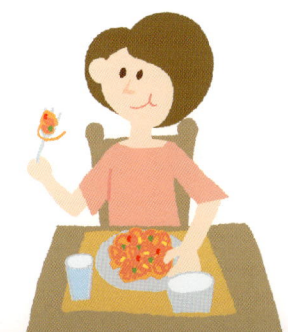

やせ体質の基本が身に着くエネルギークイズ

エネルギーコントロール術が身に着けば、
楽にダイエットできて、リバウンドも防止できます。
とはいえすべての食品のエネルギーを知ることは
できませんから、だいたいの目安や、
なにがエネルギーを上げているのかを覚えるのが近道。
まずはクイズで基本をチェック！

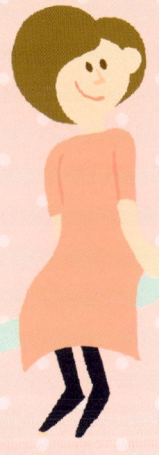
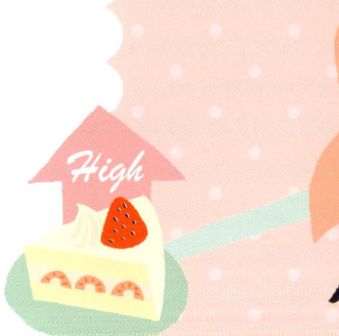
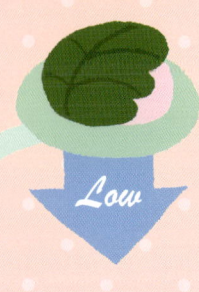

Q どっちが エネルギーが高い？

なかなかやめられないおやつやアルコール。
どちらが高エネルギーでしょう？

アップルパイセット

紅茶・ストレート（150ml）
アップルパイ（70g）

ビールセット

ビールグラス1杯（350ml）
柿の種ピーナッツ入り（30g）

▶ 答えは次のページ

A ビールセット

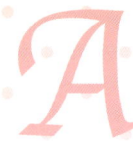

アルコールもおやつも嗜好品ですが、ダイエット中なら嗜好品は1日200kcal内におさえたいものです。量や頻度にルールを作り、食べすぎ、飲みすぎにならないよう気をつけましょう。

アップルパイセット
紅茶・ストレート（150ml）**2**kcal
アップルパイ（70g）**213**kcal

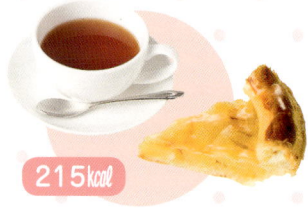

215kcal

ケーキの中でも、パイ生地はバターが練り込まれているので、高脂質・高エネルギーです。これはタルト生地も同様。アップルパイの場合はフィリングがくだものなので、比較的エネルギーがおさえられますが、クリームやチョコレート、ナッツ類が入るものはさらに高エネルギーになります。紅茶やコーヒーは砂糖やクリームを入れなければ、ほぼ0kcalです。甘いケーキとの組み合わせなので、できるだけストレートで飲むようにしましょう。

ビールグラス1杯（1缶・350ml）は141kcal。これは、ごはん茶わん2/3杯（約85g）に相当します。同量なら日本酒やワインより低エネルギーですが、のど越しのよさでたくさん飲めてしまうので、3杯も飲めば丼1杯（約250g）のごはんと同じエネルギーになります。ナッツ類は少量でも高エネルギーのつまみの一つ。つまみは乾きものより、枝豆や豆腐などを選びましょう。

ビールセット
ビールグラス1杯（350ml）**141**kcal
柿の種ピーナッツ入り（30g）**147**kcal

288kcal

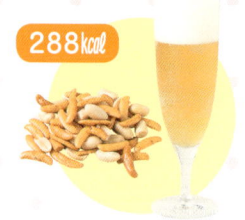

Q エネルギー並べ替え！

ファストフードに甘いケーキ。
それぞれエネルギーが低い順に並べかえてみてください。

1

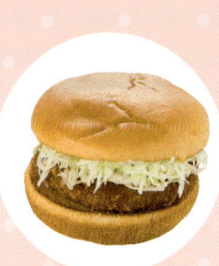
エビカツバーガー

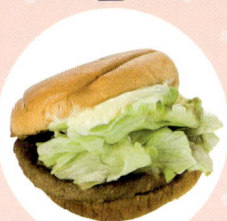
照り焼きバーガー

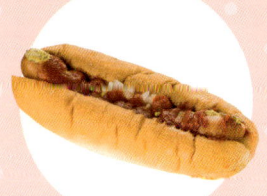
ホットドッグ

2

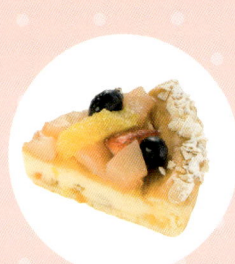
フルーツタルト

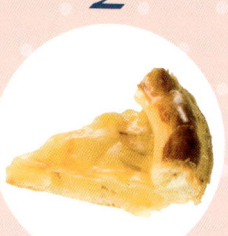
アップルパイ

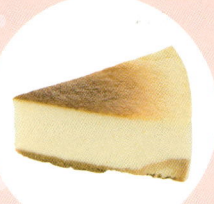
チーズケーキ

▶ 答えは次のページ

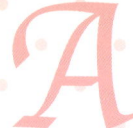

A1 エビカツバーガー ＜ ホットドッグ ＜ 照り焼きバーガー

380kcal　　　**407kcal**　　　**459kcal**

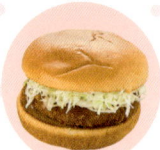 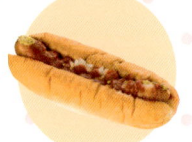 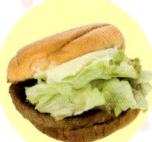

エビカツバーガー　　ホットドッグ　　照り焼きバーガー

　照り焼きは、ソースに使われているマヨネーズがエネルギーを上げる原因になっています。エビカツは、エビは低エネルギーな食材ですが、揚げ物かつマヨネーズがかかっているので、シンプルなハンバーガーより高エネルギーになります。ホットドッグは具材はシンプルですが、パンに塗ってあるバターがエネルギーを上げる要因に。

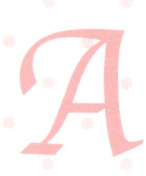

A2 アップルパイ ＜ フルーツタルト ＜ チーズケーキ

213kcal　　　**384kcal**　　　**480kcal**

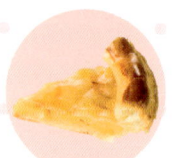 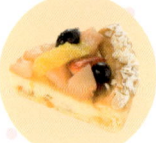 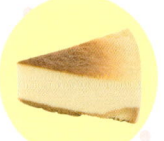

アップルパイ　　フルーツタルト　　チーズケーキ

　パイ生地はバターが入っているので高エネルギーですが、これはタルト生地も同様です。フルーツは低エネルギーなイメージですが、タルトの場合はフィリングに卵、生クリームなどが使われているので、さらに高エネルギーになります。チーズケーキのチーズはカルシウム補給にはなりますが、やはり脂質が多く、高エネルギー。

Q 80kcal 以下のものを探せ！

成人女性の平均的なエネルギー消費量は、1時間あたり80kcal程度。
この中で、80kcal以下のものをすべて選び出してみましょう。

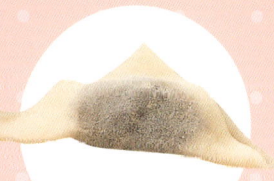
あん入り生八橋
（25g）

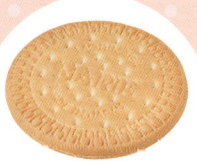
ハードビスケット
（7g）

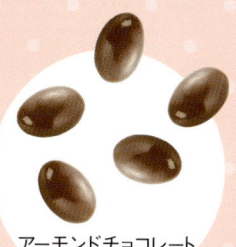
コーヒーゼリー
（105g）

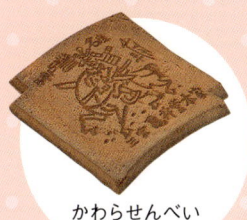
かわらせんべい
（10g）

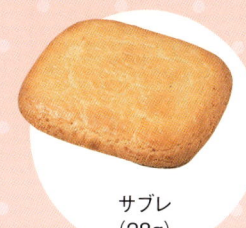
サブレ
（28g）

アーモンドチョコレート
5個（20g）

▶ 答えは次のページ

A

あん入り生八橋、ハードビスケット、かわらせんべい、コーヒーゼリー

　一般的に、バターや生クリームを使わないお菓子はエネルギーが低め。和菓子はだいたい1個100〜150kcalくらいです。また、ゼリーやシャーベットは比較的安心して食べられます。

　ただし和菓子でも、カステラ生地や抹茶クリームなどが使われているものは卵やバターが入っていて洋菓子同様なので、注意しましょう。

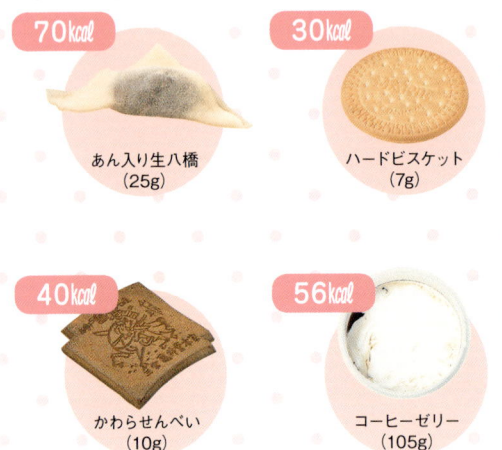

70kcal あん入り生八橋（25g）

30kcal ハードビスケット（7g）

40kcal かわらせんべい（10g）

56kcal コーヒーゼリー（105g）

　サブレは生地にバターが使われているので、高エネルギーになります。フィナンシェやマドレーヌ、メガティーヌ（ナッツが多く使われているもの）などの焼菓子も同様です。

　アーモンドチョコレートはナッツとチョコレートがいずれも高脂質なので、少量でも高エネルギー。箱から直接食べるのではなく、器に出して食べるようにしましょう。

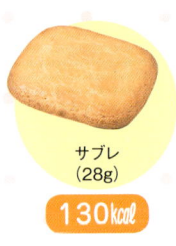

サブレ（28g） 130kcal

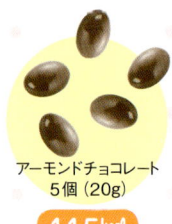

アーモンドチョコレート 5個（20g） 115kcal

エネルギーコントロールで確実にやせる

摂取エネルギーをコントロールすれば、
確実にダイエットすることができます。
さらに栄養バランスを考えて食べれば、肌も髪も健康に。
きれいにやせることができます。

エネルギーってなんだろう？

エネルギーは、体の維持・活動の源

　人間は、食品に含まれる炭水化物、脂質、たんぱく質から、体を維持・活動するためのエネルギーを得ています。炭水化物とたんぱく質は1gあたり4kcal、脂質は1gあたり9kcalのエネルギーになります。

　エネルギーの単位「kcal(キロカロリー)」は、1kcalで1ℓの水を1℃上げるエネルギーを生産することを表しています。つまり、100kcalならば1ℓの水を沸騰させるエネルギー量になります。

エネルギーコントロールでやせるの？

消費エネルギーより摂取エネルギーが少なければ、かならずやせる

　「食事を何kcalにすればやせられるか」がよく問題にされますが、やせる・太るは消費エネルギーと摂取エネルギーのバランスで決まります。体を積極的に動かせば、たくさん食べてもやせることができます。

　運動は確実なダイエット効果があり、筋肉がついて体が引き締まるだけでなく、じっとしていて使う基礎代謝が高くなるので、太りにくい体に改善していくことができます。

適正エネルギーはどれくらい？

1日に摂取する適正なエネルギー量は、年齢・性別・身体活動などで異なる

自分の体格や身体活動などに当てはまる数値で
自分がどれだけのエネルギーをとればいいのか計算してみましょう。

自分の適正エネルギーを算出！

Step1 基本データを記入

身長	☐ m	身長 ☐ m × 身長 ☐ m ×22 = 標準体重 ☐ kg
体重	☐ kg	現在の体重も考慮して → 目標体重 ☐ kg
年齢	☐ 歳	基礎代謝基準値 ☐ kcal/kg/日 表1で該当する値を記入
活動レベル		身体活動レベル ☐ 表2で該当する値を記入

「保健指導における学習教材集」（厚生労働省）より作成

表1 基礎代謝基準値

年齢	基礎代謝基準値 女性	基礎代謝基準値 男性
15～17（歳）	25.3	27.0
18～29（歳）	23.6	24.0
30～49（歳）	21.7	22.3
50～69（歳）	20.7	21.5

表2 身体活動レベルと活動内容

身体活動レベル	日常生活の内容	レベル値
低い Ⅰ	生活の大部分が座位で、静的な活動が中心	1.50
普通 Ⅱ	座位中心の仕事だが、職場内での移動や立位での作業・接客等、あるいは通勤・買物・家事、軽いスポーツ等のいずれかを含む	1.75
高い Ⅲ	移動や立位の多い仕事への従事者。あるいは、スポーツ等余暇における活発な運動習慣をもっている	2.00

表1,2「日本人の食事摂取基準（2005年版）」（厚生労働省）より作成

Step2 1の数値を基に、エネルギーを算出

目標体重 ☐ kg × 基礎代謝基準値 ☐ kcal/kg/日 × 身体活動レベル値 ☐

＝

1日に必要なエネルギー量 ☐ kcal/日

> エネルギーだけを減らすダイエットは危険！

四群点数法でエネルギーと栄養バランスもチェック！
四群点数法は、栄養バランスのよい食べ方をエネルギー量でわかりやすく示した食事法

四群点数法で覚えることは次の２つです。
① 食品を栄養的な特徴によって、**4つのグループ** に分けている。
② 食べる重量を、**1点（80kcal）** の単位で決めている。

　１～３群まで３点（240kcal）ずつ、４群を11点（880kcal）はかならず摂るようにしましょう。この配分なら、必要なたんぱく質、ミネラル、ビタミン類がほとんどとれます。ダイエットではこの基本パターンに加え、エネルギー調整を４群の量で行います。

第1群　乳・乳製品、卵
カルシウムなどの日本人に不足しがちな栄養素を含み、栄養バランスを完全にする食品群。

1日 3点
乳・乳製品2点＋卵1点

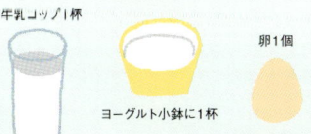
牛乳コップ1杯　ヨーグルト小鉢に1杯　卵1個

第2群　魚介、肉、豆・豆製品
筋肉や血液などを作る良質なたんぱく質を含む食品群。

1日 3点
魚介1点＋肉1点＋豆1点

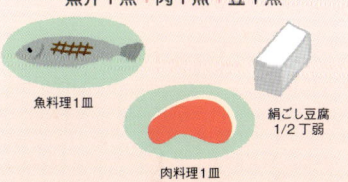
魚料理1皿　絹ごし豆腐1/2丁弱　肉料理1皿

第3群　野菜（きのこ、海藻も含む）、芋、くだもの
体の調子をととのえる食品群。ビタミンやミネラル、食物繊維の供給源となる。

1日 3点
野菜1点＋芋1点＋くだもの1点

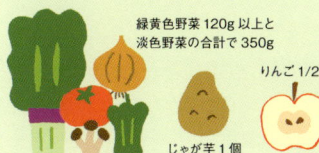
緑黄色野菜120g以上と淡色野菜の合計で350g　じゃが芋1個　りんご1/2個

第4群　穀類、油脂、砂糖、菓子、アルコール、調味料など
力や体温などエネルギー源となる食品群。

1日 11点
穀類8点＋油脂2点＋砂糖1点

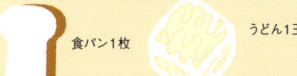
食パン1枚　うどん1玉
ごはん 茶わんに軽く2杯　油 大さじ1強　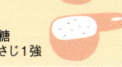砂糖 大さじ1強

『なにをどれだけ食べたらいいの?』（女子栄養大学出版部）より

本書の使い方

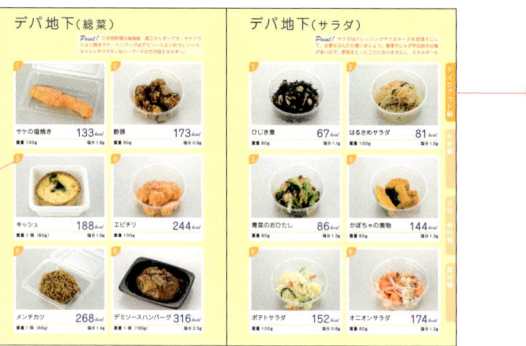

❶ よく食べる食品を、テイクアウト 外食 甘味・飲料 素材に分けてあります。食べるものに応じて選んでください。

❷ メニューごとにエネルギーの低い順に並べてあるので、同一の料理でもエネルギーの高いもの、低いものがひとめでわかります。エネルギーをチェックしながら、どんなものが高エネルギーなのか見分ける力を養いましょう。

★料理が見つけにくいときは、巻末の索引（p.122）をご利用ください。

- 1人分（1食分）の数値です。
- 写真中にソースなどの調味料やつけ合わせの野菜類があるものは、数値に含まれています。
- データはすべて一般的な値で、特定のメーカー、商品を採用しているわけではありません。
- エネルギーの算出は『五訂増補 日本食品標準成分表』（文部科学省 科学技術・学術審議会 資源調査分科会）に準拠しています。
- 塩分とは食塩相当量のことです。0gと表記しているものは、算出値が最小記載量(0.1g)に達していないことを示しています。

ダイエットを成功させるおすすめの書籍

エネルギーコントロールによるダイエットで効果的なのが、"書くだけダイエット"です。食べたものと生活を記録して自分を客観的に分析し、ダイエット成功に導きます。『30日ダイエット手帳』は、主菜、副菜、主食、汁物に分けて記入でき、食事バランスのチェックにも。本書と同サイズで、手軽に携帯できます。

また、エネルギーと栄養バランスの関係をわかりやすく説いた「四群点数法」（13ページ参照）の解説本『なにをどれだけ食べたらいいの？』は、きれいにやせるガイドブックとしておすすめです。

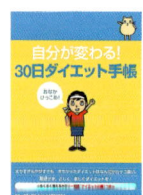

自分が変わる!
『30日ダイエット手帳』
監修／『栄養と料理』
ダイエット手帳制作委員会
女子栄養大学栄養クリニック
B6判 64ページ
ビニールカバ つき
定価 525円（税込）

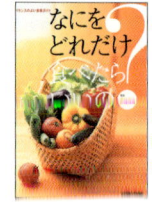

バランスのよい食事ガイド
『なにをどれだけ食べたらいいの？』
監修／香川芳子 女子栄養大学学長
B5判 88ページ
定価 1050円（税込）

テイクアウト編

デパ地下総菜やファストフード、弁当、総菜パンなど、
手軽で便利なテイクアウト品を集めました。
栄養バランスが偏りがちなので、
全体のバランスを考えて選ぶようにしましょう。

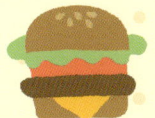

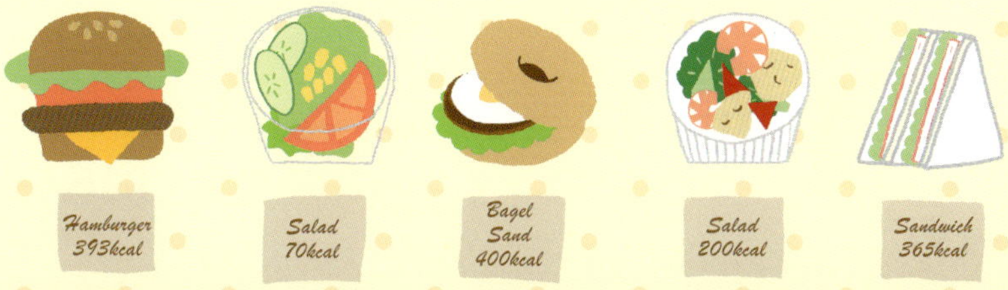

Hamburger
393kcal

Salad
70kcal

Bagel
Sand
400kcal

Salad
200kcal

Sandwich
365kcal

デパ地下（総菜）

Point! ひき肉料理は高脂質・高エネルギーです。サケフライより焼きサケ、ハンバーグはドミグラスソースよりおろしソース、キッシュやグラタンはシーフードのほうが低エネルギー。

1
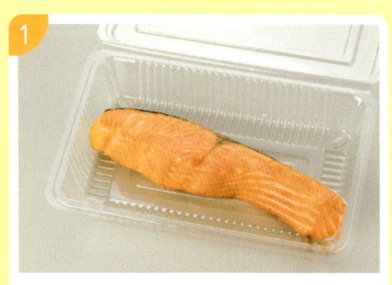
サケの塩焼き　**133** kcal
重量 100g　　塩分 1.8g

2
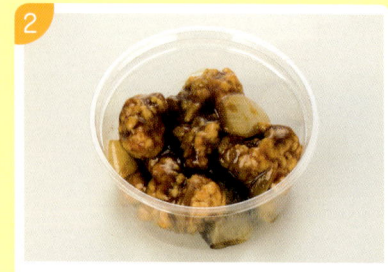
酢豚　**173** kcal
重量 80g　　塩分 0.9g

3
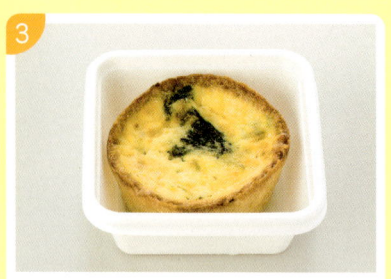
キッシュ　**188** kcal
重量 80g　　塩分 1.0g

4
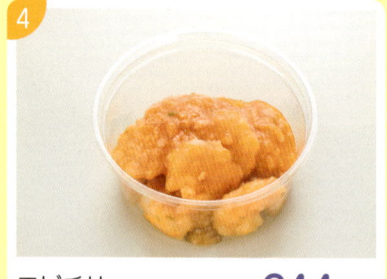
エビチリ　**244** kcal
重量 100g　　塩分 1.7g

5
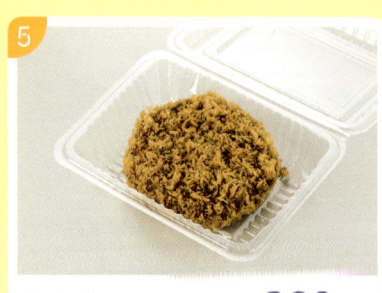
メンチカツ　**268** kcal
重量 66g　　塩分 1.4g

6
ドミグラスソースハンバーグ　**316** kcal
重量 105g　　塩分 2.5g

デパ地下(サラダ)

Point! サラダはドレッシングやマヨネーズを別添えにして、必要な分だけ使いましょう。春雨やじゃが芋は炭水化物が多いので、野菜をとったことになりませんし、エネルギーも高め。

1
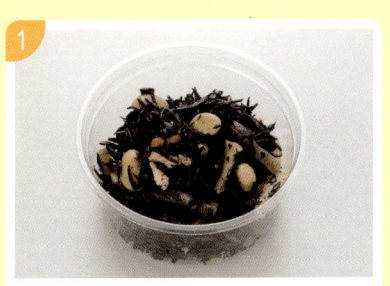
ひじきの煮物　**67** kcal
重量 80g　　塩分 1.1g

2
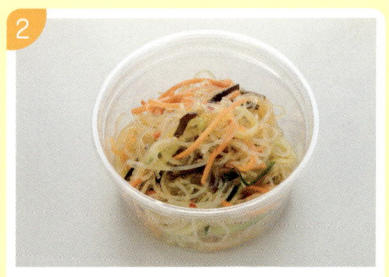
はるさめサラダ　**81** kcal
重量 100g　　塩分 1.5g

3
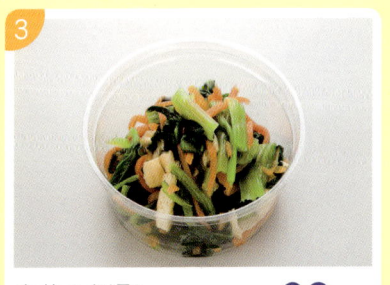
青菜のお浸し　**86** kcal
重量 80g　　塩分 1.3g

4
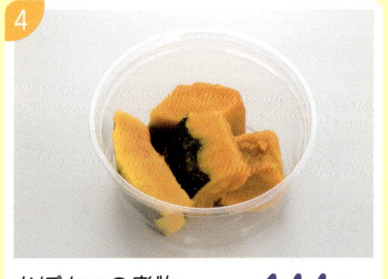
かぼちゃの煮物　**144** kcal
重量 85g　　塩分 1.3g

5
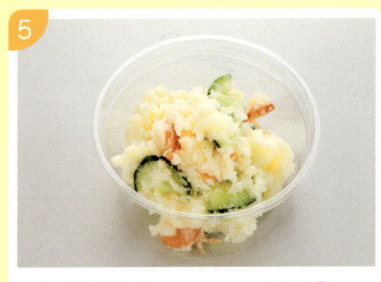
ポテトサラダ　**152** kcal
重量 100g　　塩分 0.8g

6
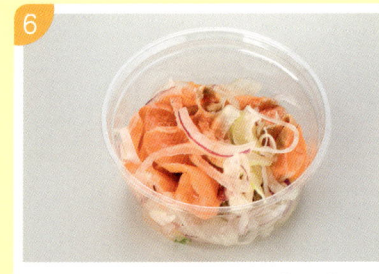
オニオンサラダ　**174** kcal
重量 80g　　塩分 1.2g

テイクアウト（サンドイッチ）

Point! ベーグルは脂質が少ないうえに噛みごたえがあるため、早食いが防止でき、満足感も得られます。サラダや野菜スープを組み合わせると、栄養バランスがとれます。

1
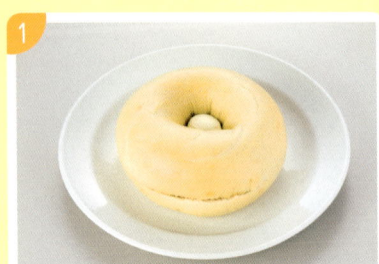
ベーグルサンド・クリームチーズ **344** kcal
重量 130g　　塩分 1.3g

2
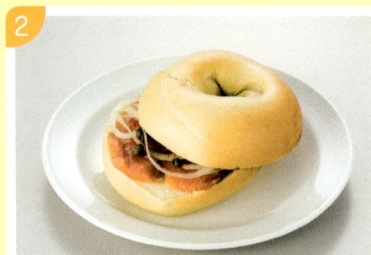
ベーグルサンド・スモークサーモン＆チーズ **363** kcal
重量 159g　　塩分 2.5g

3
ベジタブルサンドイッチ **365** kcal
重量 170g　　塩分 0.8g

4
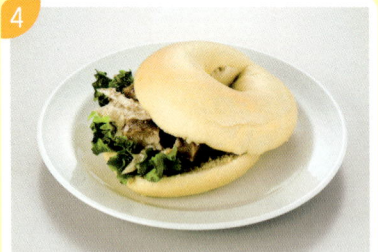
ベーグルサンド・ごぼうチキン＆ごまサラダ **383** kcal
重量 170g　　塩分 2.4g

5
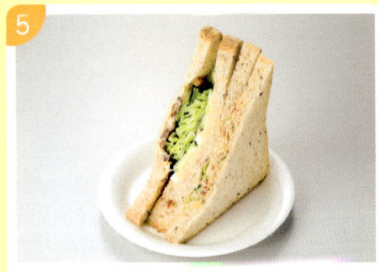
チキンサラダサンドイッチ **404** kcal
重量 140g　　塩分 0.8g

6
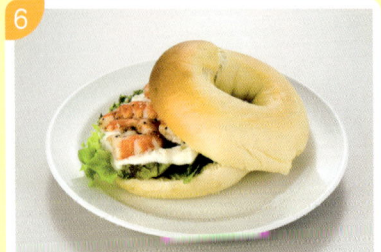
ベーグルサンド・アボカドシュリンプ **424** kcal
重量 180g　　塩分 2.1g

テイクアウト（スープ）

> *Point!* ポタージュスープは脂質が多いので、いっしょに食べる主食の量を控えたり、主菜の肉の脂身を残したり、揚げ物を避けるなどしましょう。

1
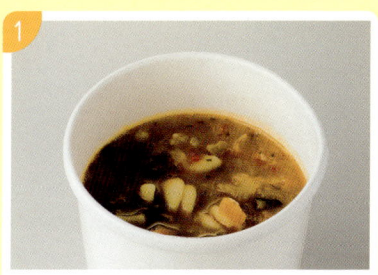
ミネストローネ **62** kcal
重量 250g　　　　　塩分 1.5g

2
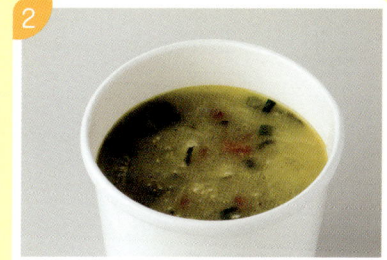
和風野菜スープ **83** kcal
重量 250g　　　　　塩分 2.4g

3
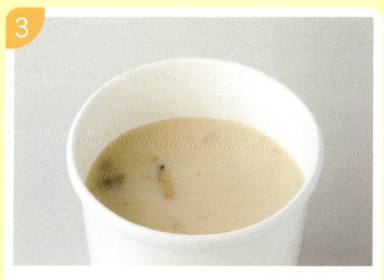
クラムチャウダー **155** kcal
重量 263g　　　　　塩分 1.6g

4
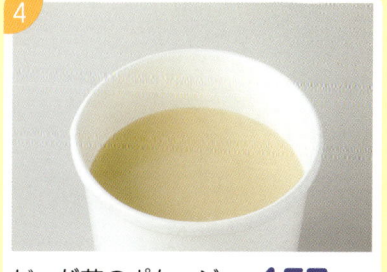
じゃが芋のポタージュ **157** kcal
重量 250g　　　　　塩分 1.2g

5
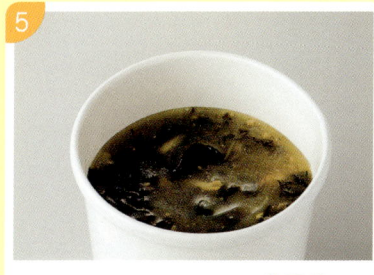
サンラータン **158** kcal
重量 250g　　　　　塩分 3.4g

6
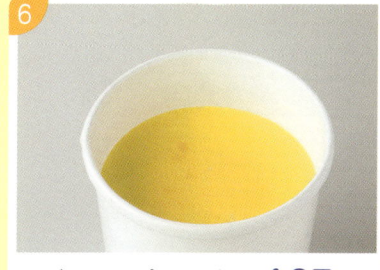
かぼちゃのポタージュ **167** kcal
重量 250g　　　　　塩分 1.3g

ファストフード

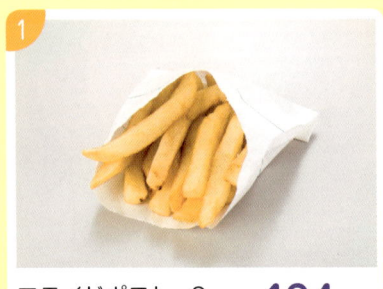

1 フライドポテト・S　194 kcal
重量 90g　　塩分 1.4g

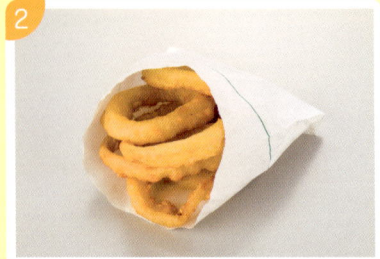

2 オニオンフライ　225 kcal
重量 75g　　塩分 1.0g

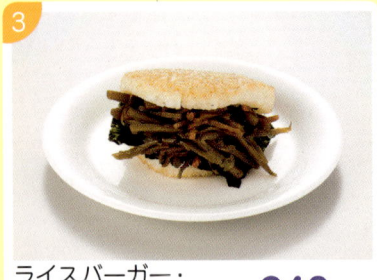

3 ライスバーガー・五目きんぴら　240 kcal
重量 136g　　塩分 1.4g

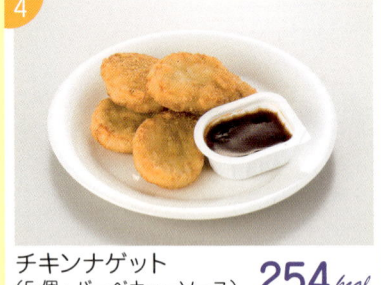

4 チキンナゲット（5個・バーベキューソース）　254 kcal
重量 111g　　塩分 1.8g

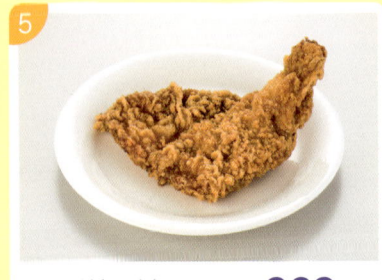

5 フライドチキン　262 kcal
重量 90g　　塩分 1.4g

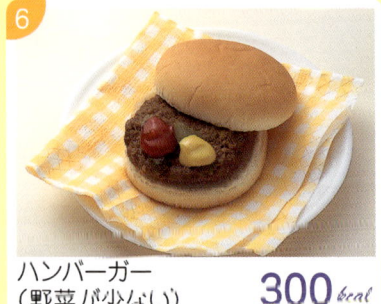

6 ハンバーガー（野菜が少ない）　300 kcal
重量 145g　　塩分 1.9g

Point! ハンバーガーはシンプルなものが無難です。フライやタルタルソース、マヨネーズが使われているものは高エネルギー。フライドポテトもオニオンフライも脂質が多く、野菜料理とはいえません。

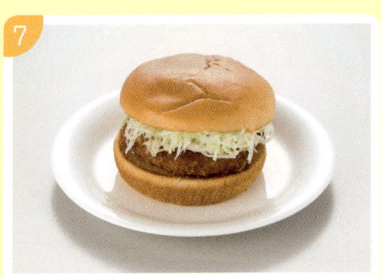

⑦ エビカツバーガー　380 kcal
重量 161g　　塩分 2.5g

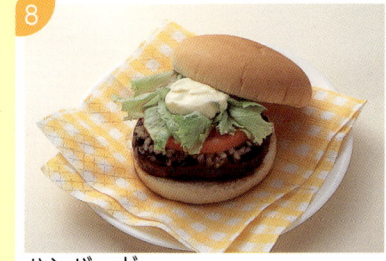

⑧ ハンバーガー（野菜が多い）　393 kcal
重量 185g　　塩分 1.6g

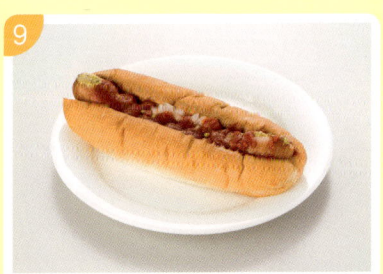

⑨ ホットドッグ　407 kcal
重量 145g　　塩分 2.0g

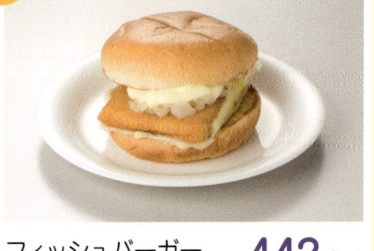

⑩ フィッシュバーガー　442 kcal
重量 143g　　塩分 1.8g

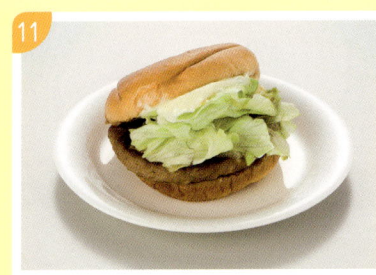

⑪ 照り焼きバーガー　459 kcal
重量 168g　　塩分 2.3g

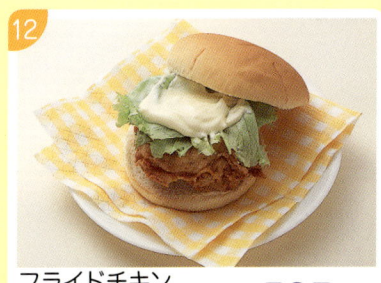

⑫ フライドチキンバーガー　507 kcal
重量 205g　　塩分 1.1g

お弁当（幕の内ほか）

1
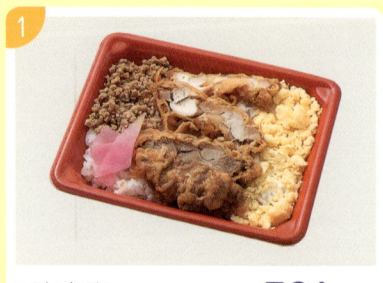
三色弁当 **701** kcal
塩分 3.2g

2
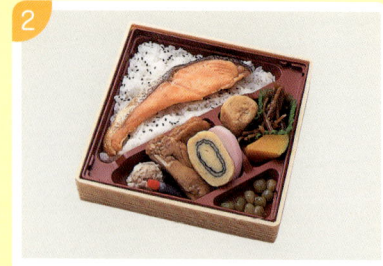
幕の内弁当 **729** kcal
塩分 4.0g

3
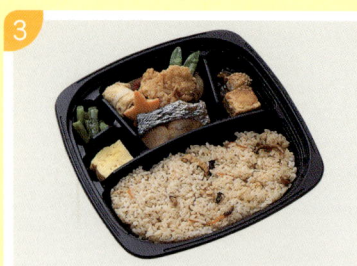
炊き込みごはん弁当 **745** kcal
塩分 3.1g

4
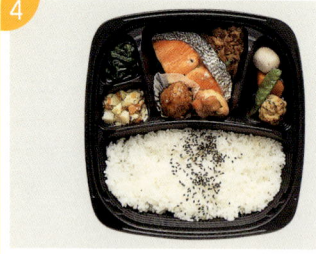
紅ザケ幕の内弁当 **757** kcal
塩分 3.6g

5
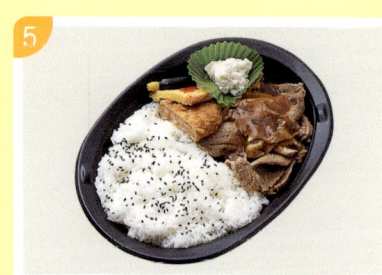
豚肉のしょうが焼き弁当 **773** kcal
塩分 3.0g

6
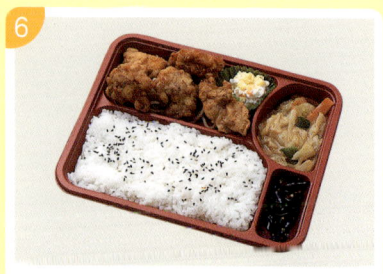
鶏肉のから揚げ弁当 **789** kcal
塩分 3.2g

> *Point!* 揚げ物が入った弁当は1000kcal前後。野菜は多いものでも30gくらいです。肉や魚、卵などのおかずが何種類か入っていたら、食べるのは手のひらにのる分だけにしましょう。

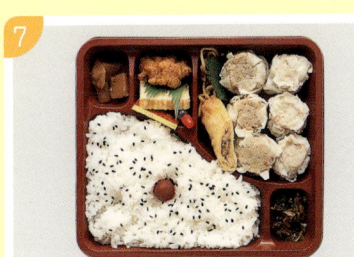

⑦ ホタテとエビのシューマイ弁当 — **795** kcal
塩分 3.4g

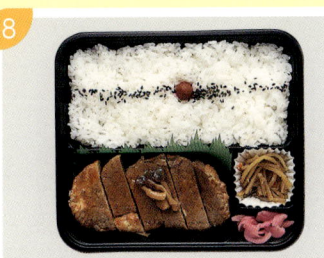

⑧ 和風サーロインステーキ弁当 — **812** kcal
塩分 2.5g

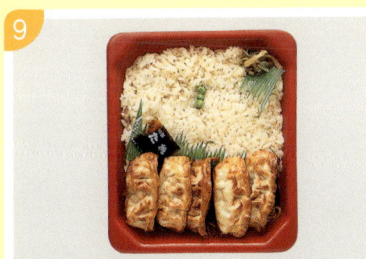

⑨ チャーハンギョウザ弁当 — **822** kcal
塩分 6.0g

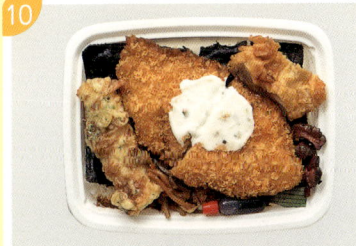

⑩ 白身魚フライのり弁当 — **823** kcal
塩分 3.4g

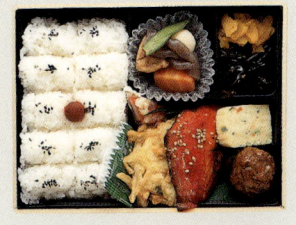

⑪ サバみりん焼き弁当 — **880** kcal
塩分 4.5g

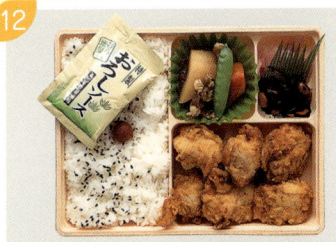

⑫ おろし立田弁当 — **937** kcal
塩分 3.8g

テイクアウト編 / 外食編 / 甘味・飲料編 / 素材編

折詰めずし

Point! 調理に油がほとんど使われていない分、脂質の割合は少なくなります。野菜がほとんど期待できないので、野菜の総菜を組み合わせれば、比較的バランスがととのいます。

1
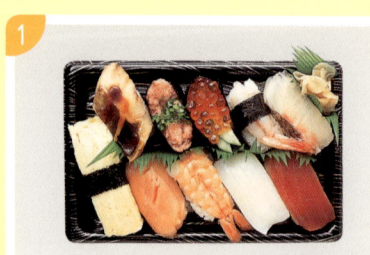
にぎりずし　537 kcal
塩分 2.3g

2
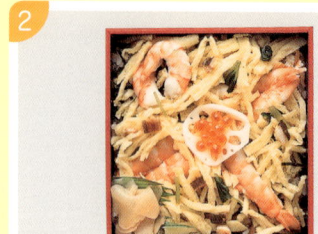
五目ちらしずし　538 kcal
塩分 3.1g

3
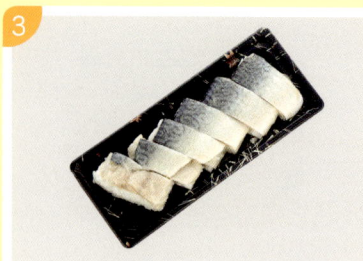
バッテラ　553 kcal
塩分 2.2g

4
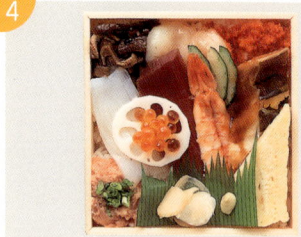
ちらしずし　557 kcal
塩分 3.4g

5
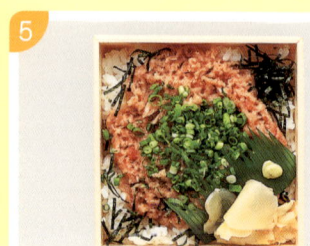
とろちらしずし　605 kcal
塩分 1.6g

6
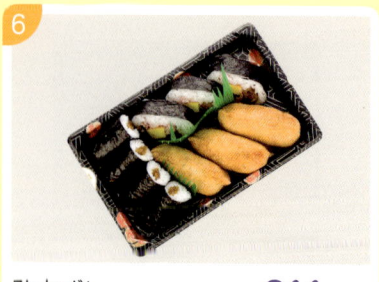
助六ずし　611 kcal
塩分 2.8g

お弁当（丼物）

Point! 揚げ物がのった丼物は約1000kcal。ダイエット中の1食の目安である500〜600kcalの倍もあります。ビビンバ丼は肉、野菜、ごはんがそろい、バランスがよいのでおすすめです。

1 ビビンバ丼
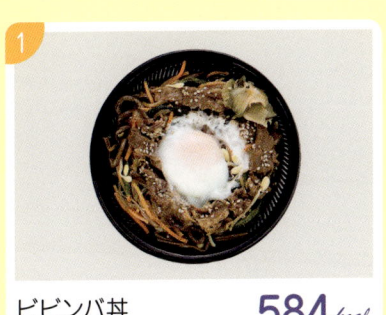
584 kcal
塩分 3.3 g

2 中華丼
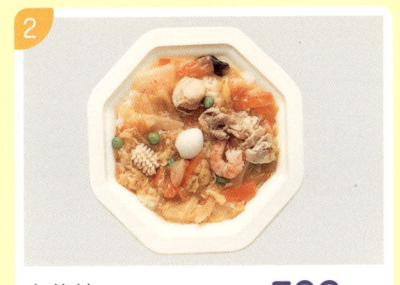
593 kcal
塩分 2.4 g

3 ホタテわっぱ飯
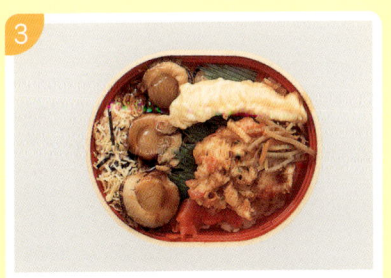
723 kcal
塩分 2.2 g

4 牛丼
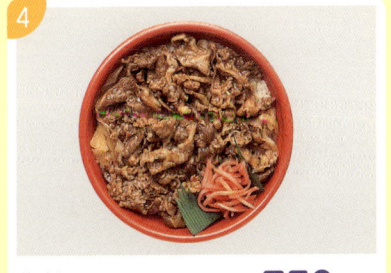
750 kcal
塩分 2.7 g

5 エビイカ天重
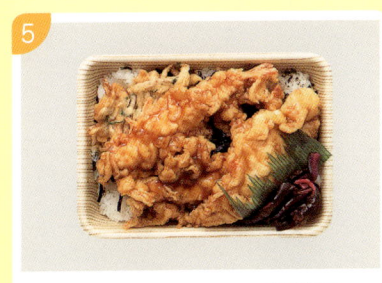
955 kcal
塩分 3.5 g

6 ロースカツ重
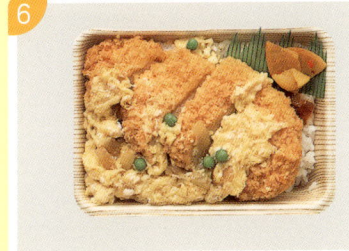
1059 kcal
塩分 4.5 g

お弁当（カレー・ピラフ）

Point! ピラフやチャーハン、チキンライスはいため油がたっぷり。具も少ないのでダイエットには不向きです。食べるなら野菜の総菜や具だくさんのスープを組み合わせましょう。

1
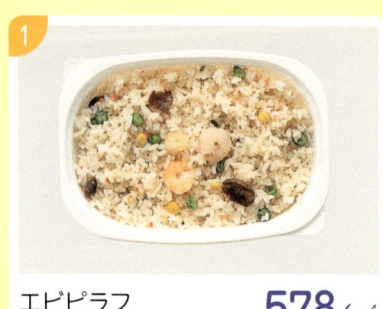
エビピラフ　578 kcal
塩分 2.8g

2
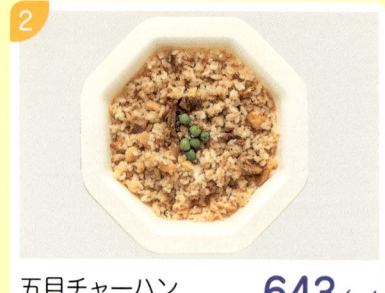
五目チャーハン　643 kcal
塩分 3.9g

3
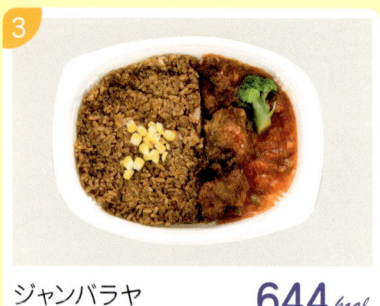
ジャンバラヤ　644 kcal
塩分 3.8g

4
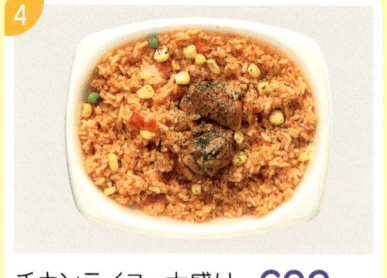
チキンライス・大盛り　692 kcal
塩分 3.2g

5
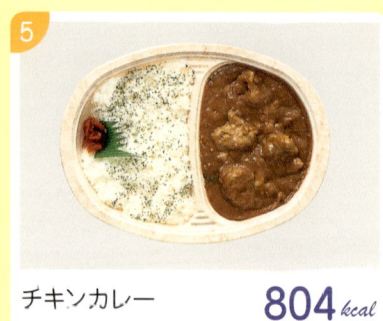
チキンカレー　804 kcal
塩分 3.9g

6
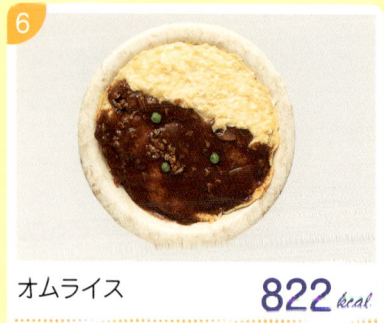
オムライス　822 kcal
塩分 4.1g

お弁当（めん類）

Point! めんは200〜250gで茶わん大盛り1杯に相当。主食と考え、具が少しでも多く入っているものを選びましょう。のど越しがよいので、食べすぎに気をつけたいものです。

1
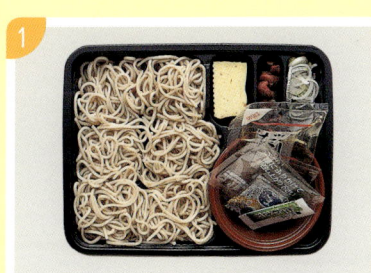
割子そば　**357** kcal
塩分 3.4g

2
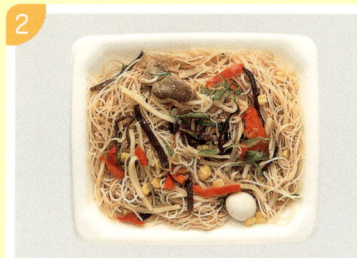
焼きビーフン　**398** kcal
塩分 2.7g

3
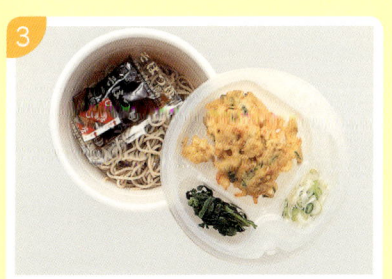
湯かけ天ぷらそば　**494** kcal
塩分 3.1g

4
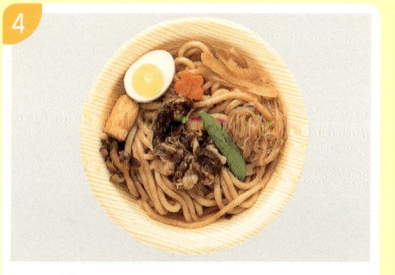
すき焼き風うどん　**518** kcal
塩分 2.6g

5
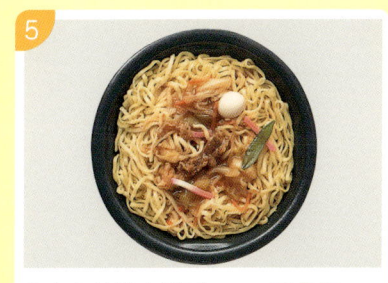
あんかけ焼きそば　**583** kcal
塩分 4.3g

6
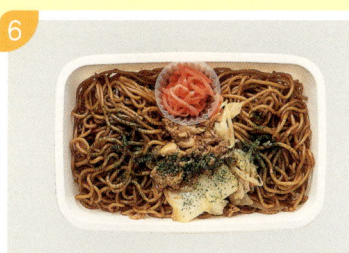
ソース焼きそば　**622** kcal
塩分 4.2g

テイクアウト編／外食編／甘味・飲料編／素材編

お弁当（パスタ）

Point! めんの量は200gくらいまでが目安。クリームソースやベーコン、ひき肉、ソーセージを多く含むものは高脂質・高エネルギーです。シーフードやトマトソースのものはやや低エネルギー。

1
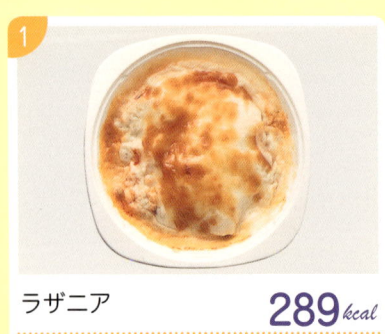
ラザニア　**289** kcal
塩分 2.8g

2
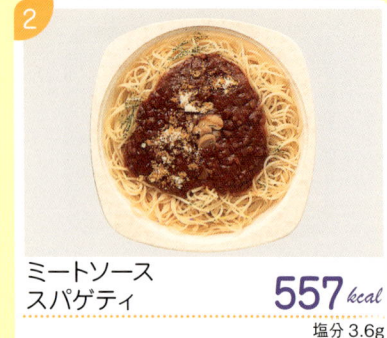
ミートソーススパゲティ　**557** kcal
塩分 3.6g

3
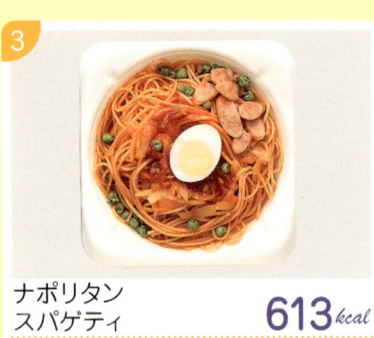
ナポリタンスパゲティ　**613** kcal
塩分 4.7g

4
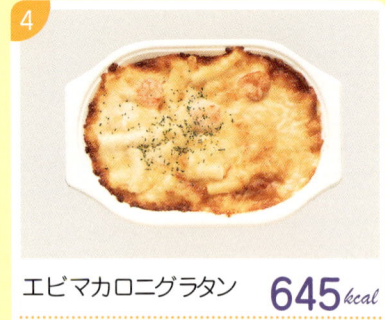
エビマカロニグラタン　**645** kcal
塩分 5.3g

5
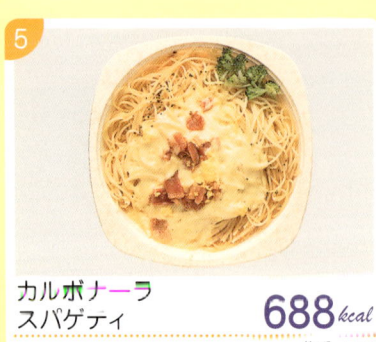
カルボナーラスパゲティ　**688** kcal
塩分 4.3g

6
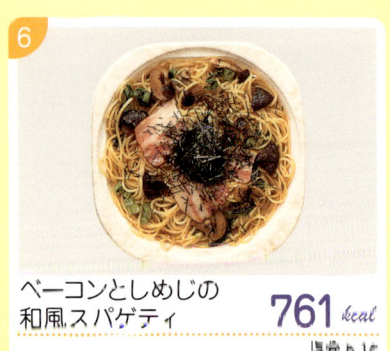
ベーコンとしめじの和風スパゲティ　**761** kcal
塩分 6.1g

おにぎり

Point! ごはんの量は約100g、茶わんに2/3杯に相当します。ダイエットには低エネルギーなこんぶがおすすめ。ツナやマヨネーズであえたものは高脂質・高エネルギーです。

1
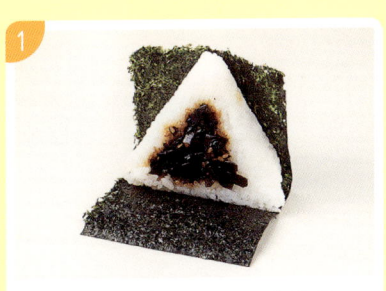
こんぶおにぎり　**166** kcal
重量 110g　塩分 1.4g

2
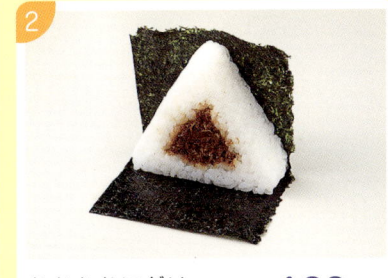
おかかおにぎり　**169** kcal
重量 100g　塩分 1.4g

3
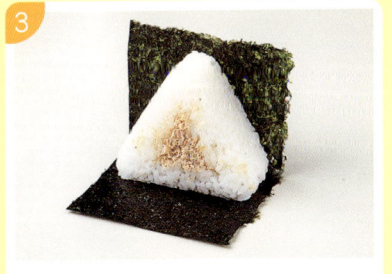
タラコおにぎり　**178** kcal
重量 106g　塩分 1.1g

4
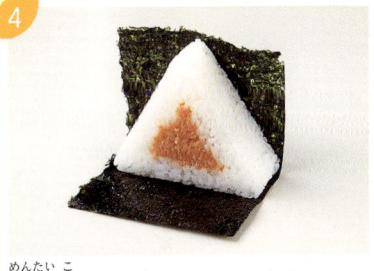
明太子(めんたいこ)おにぎり　**185** kcal
重量 110g　塩分 1.2g

5
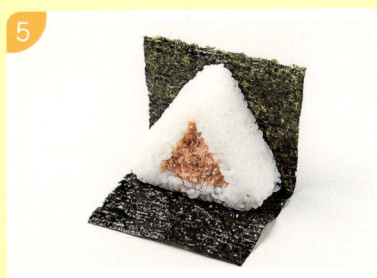
紅ザケおにぎり　**187** kcal
重量 112g　塩分 1.4g

6
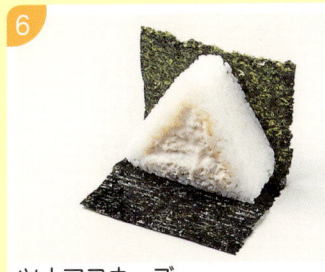
ツナマヨネーズおにぎり　**220** kcal
重量 110g　塩分 1.1g

テイクアウト編 / 外食編 / 甘味・飲料編 / 素材編

手巻きずしほか

Point! すし飯は100～140g、茶わん1杯分前後。野菜もたんぱく質源も少ないので、筑前煮、肉野菜いためなど、少量の肉と野菜が入っている総菜と組み合わせましょう。

1
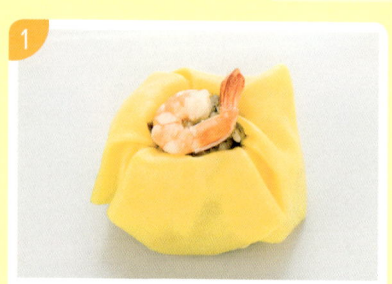
茶巾ずし　**148** kcal
重量 100g　　塩分 0.8g

2
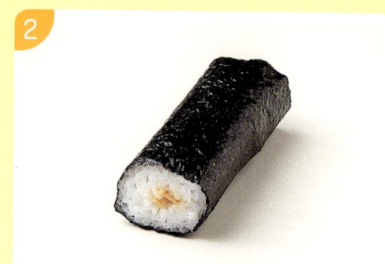
納豆巻き　**167** kcal
重量 105g　　塩分 1.5g

3
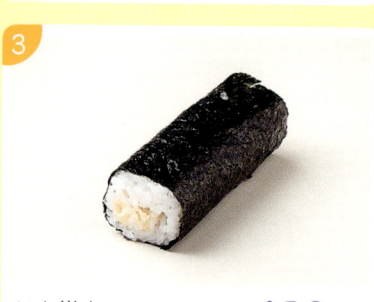
ツナ巻き　**192** kcal
重量 102g　　塩分 1.3g

4
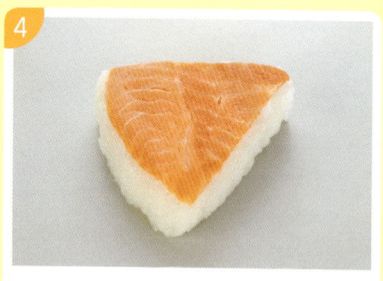
マスずし　**195** kcal
重量 120g　　塩分 1.4g

5
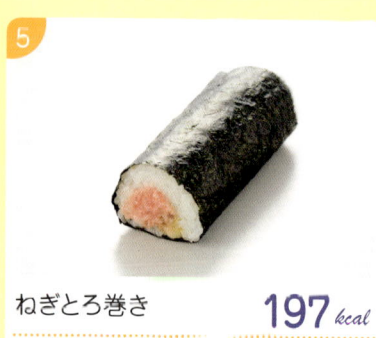
ねぎとろ巻き　**197** kcal
重量 115g　　塩分 1.9g

6
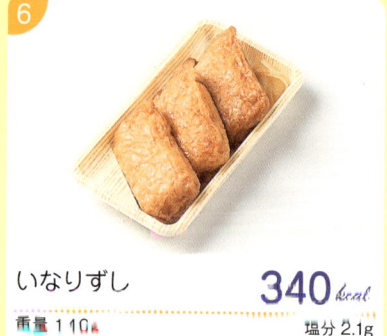
いなりずし　**340** kcal
重量 110g　　塩分 2.1g

パン（総菜パン）

Point! フライ、チーズ、ベーコン、マヨネーズなどが使われているものは高エネルギー。2個で500～600kcalですが、脂質の割合が多く、野菜も補えません。1個にしてサラダや野菜スープと組み合わせましょう。

1
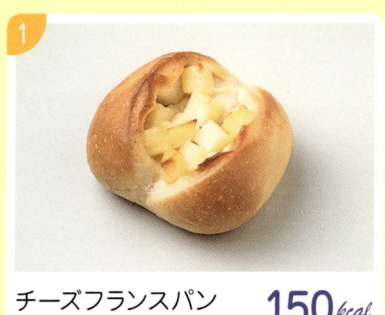
チーズフランスパン　**150** kcal
重量 50g　　塩分 0.6g

2
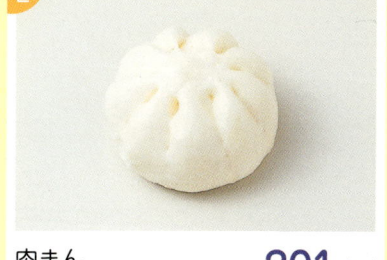
肉まん　**201** kcal
重量 80g　　塩分 0.7g

3
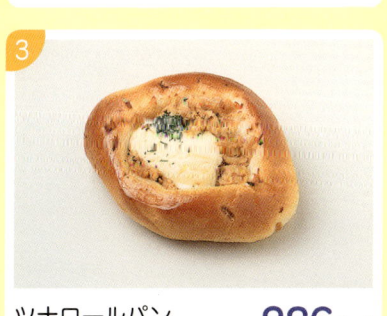
ツナロールパン　**226** kcal
重量 75g　　塩分 1.1g

4
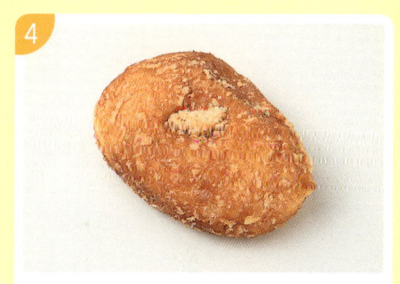
カレーパン　**248** kcal
重量 90g　　塩分 0.9g

5
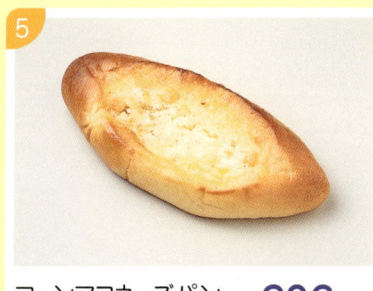
コーンマヨネーズパン　**286** kcal
重量 80g　　塩分 0.8g

6
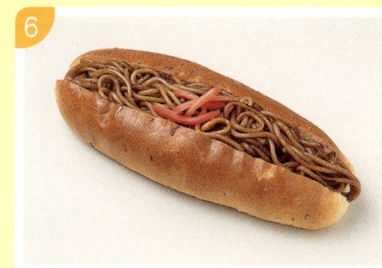
焼きそばロールパン　**299** kcal
重量 100g　　塩分 1.6g

パン（菓子パン）

1
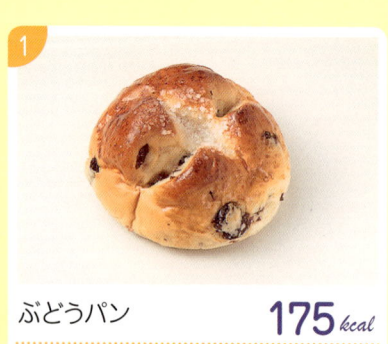
ぶどうパン　175 kcal
重量 65g　塩分 0.7g

2
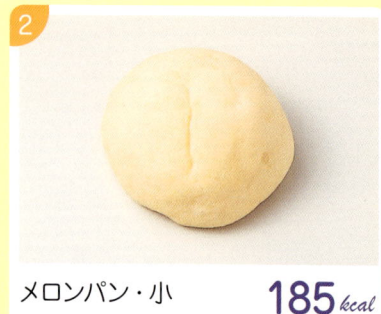
メロンパン・小　185 kcal
重量 55g　塩分 0.2g

3
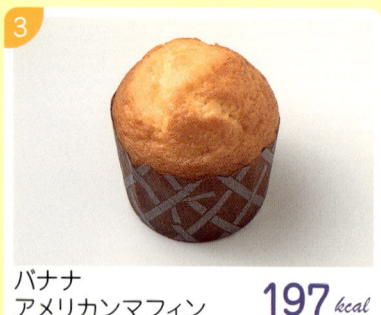
バナナアメリカンマフィン　197 kcal
重量 60g　塩分 0.1g

4
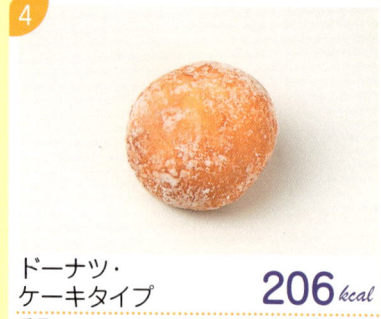
ドーナツ・ケーキタイプ　206 kcal
重量 55g　塩分 0.2g

5
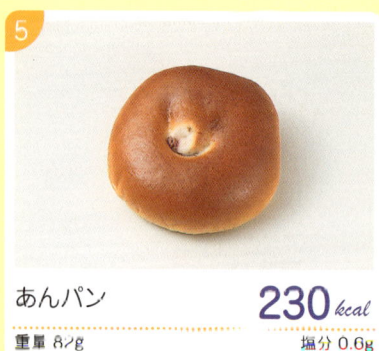
あんパン　230 kcal
重量 87g　塩分 0.6g

6
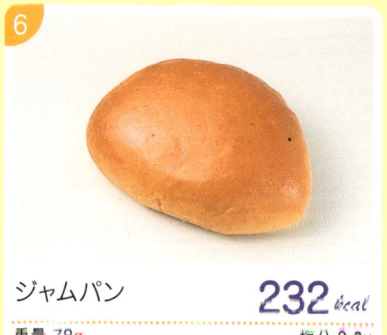
ジャムパン　232 kcal
重量 78g　塩分 0.6g

Point! 菓子パンは食事にはならず、あくまでもおやつです。おやつの場合も、ダイエット中なら 200 kcal 以内におさめたいもの。フィリングがチョコレートやクリーム、チーズのもの、デニッシュなどは高エネルギーなので、要注意です。

7
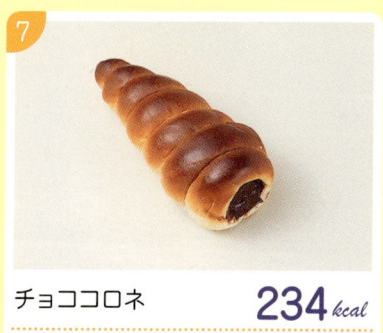
チョココロネ **234** kcal
重量 76g　　塩分 0.4g

8
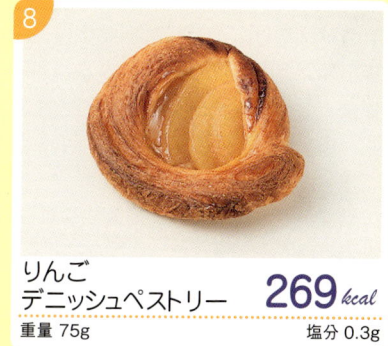
りんごデニッシュペストリー **269** kcal
重量 75g　　塩分 0.3g

9
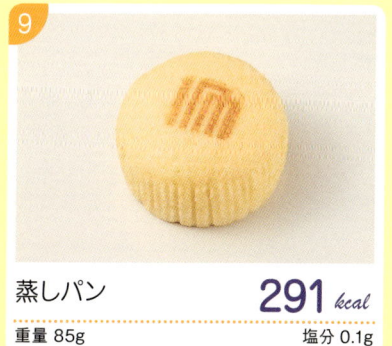
蒸しパン **291** kcal
重量 85g　　塩分 0.1g

10
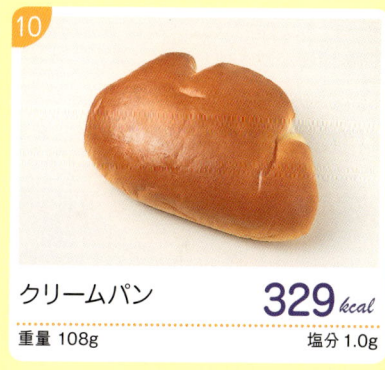
クリームパン **329** kcal
重量 108g　　塩分 1.0g

11
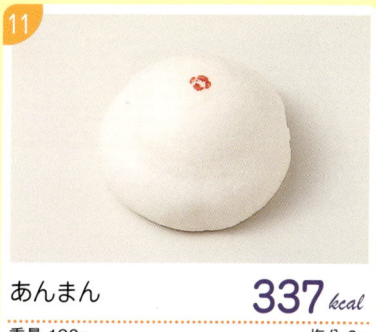
あんまん **337** kcal
重量 120g　　塩分 0g

12
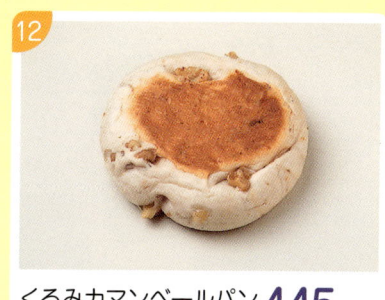
くるみカマンベールパン **445** kcal
重量 110g　　塩分 2.1g

テイクアウト編　外食編　甘味・飲料編　素材編

きれいにやせる
テイクアウト選択術

デパ地下総菜・お弁当

デパ地下をはじめとした総菜店は、
ほしいだけ計り売りをしている店が多いので、
栄養バランスを考えて買えば、とても便利です。

総菜は量に注意!

　総菜の組み合わせは、主菜になるものが200kcalぐらい、副菜の野菜と芋類を合わせて150gぐらいを目安にすると、栄養バランスがよく、エネルギーのとりすぎも防げます。総菜店の主菜はエネルギーの高いから揚げやフライなどの揚げ物が多いので、なんとなく選んでしまわないように気をつけましょう。

弁当は主菜の種類をチェック!エネルギー調整はごはんで!

　弁当は主菜の種類で栄養バランスも、エネルギーも変わってきます。たとえば主菜が魚の幕の内弁当（例1）と揚げ物中心の弁当（例2）で比較すると、幕の内弁当は脂質が少なく、主菜のエネルギーも200kcalぐらいと低くなります。また、幕の内弁当は野菜の煮物が入っていることが多く、100gぐらいの野菜がとれますが、揚げ物に添えられるレタスやキャベツはたいてい、10g足らずしかありません。

　弁当は高エネルギーですが、特にごはんが200〜300g（350〜500kcal）と1食あたりとしては多いので、全体のエネルギーはごはんの量で調整しましょう。ごはんの量を半分にすれば、約200kcalマイナスできます。

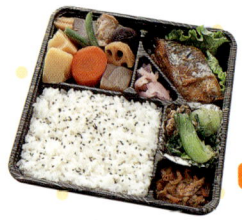

例1　幕の内弁当
主菜の魚が240kcal前後とじゃっかん高めですが、魚の種類をサケなどにすれば、さらに100kcal近く低くなります。

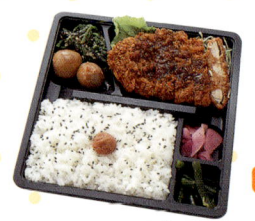

例2　揚げ物中心の弁当
豚カツやチキンカツなどの揚げ物は、油をたっぷり吸って高エネルギー。カツだけで400kcal前後になります。

サンドイッチ・ファストフード

手軽なサンドイッチやファストフードは脂質が多く、野菜不足になりがちです。単品だけですませず、組み合わせを考えましょう。

サンドイッチはマヨネーズに注意！

　サンドイッチはバターやマヨネーズをかなり使うので、エネルギーが高くなります。ポテトサラダや卵などフィリング全体にマヨネーズが入っているものは要注意。ハムチーズサンドなど、マヨネーズを使ったフィリングが入っていないものがおすすめです。

　緑黄色野菜の入ったサラダをプラスして、$β$-カロテンやビタミンＣ、食物繊維などを補いましょう。さらに飲み物に牛乳を選べば、カルシウムや美容ビタミンであるビタミンB_2もしっかりとれます。

ファストフードはサイドメニューで栄養を補強！

　バーガー類は1個250〜400kcal前後のものが多く、中には500kcal以上のものもあります。野菜たっぷりに見えるものでも、レタスだけだと40g程度、トマトが加わっても100g以下。サイドメニューのサラダで野菜を補うか、野菜ジュースでビタミン類・機能性成分をとりましょう。チーズバーガーや牛乳、ヨーグルトを選べば、カルシウム、ビタミンB_2などがとれます。

　フライドポテトのうち、じゃが芋を一度粉にして成形し揚げたものは、じゃが芋本来のビタミンＣがこわれてしまっています。

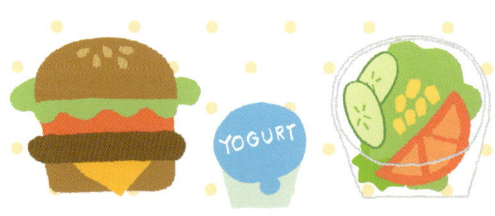

きれいにやせるテイクアウト選択術

Column 1

コンビニエンスストア

いろいろ選べるのがコンビニ商品のよさ。
組み合わせをくふうすれば、コンビニのおかずでも
バランスがとれ、ダイエットに活用できます。

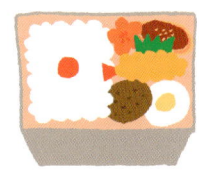

青菜や温野菜で肌荒れ、貧血予防！

おすすめ例1の主菜は豆腐とイカです。豆腐は良質なたんぱく質源で、たんぱく質のほかにサポニン、レシチン、イソフラボンなどの機能性成分が含まれます。里芋に含まれるネバネバには潤いのある肌に欠かせない成分が入っています。

例2は卵焼きが主菜です。卵はたんぱく質、ビタミンA、ビタミンB₂、鉄などがしっかりとれます。副菜のほうれん草のごまあえにはβ-カロテン、ビタミンC、鉄などが含まれます。卵のたんぱく質で鉄の吸収率が上がり、貧血予防に役立ちます。

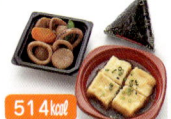
514kcal
おすすめ例1

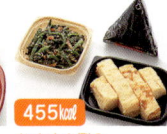
455kcal
おすすめ例2

テイクアウト・外食で不足しがちな栄養素①

テイクアウトや外食を利用することが多い人は、老化の原因となる活性酸素を掃除してくれる「抗酸化ビタミン」が不足しがちです。特にビタミンC、ビタミンEは不足しやすいので、できるだけ以下のおすすめの食品を使った料理を選びましょう。

	特徴	おすすめの食品	一食分の含有量(目安量)	
ビタミン **C**	野菜、芋、くだものなどに多く含まれ、水にとけやすく、加熱、貯蔵中にもこわれやすいビタミンです。不足すると風邪や感染症、ストレスに対する抵抗力が低下します。たんぱく質と結合し、コラーゲンを生成します。	菜の花	104mg	(80g)
		ブロッコリー	96mg	(80g)
		オランダパプリカ・赤	68mg	(40g)
		ゴーヤー	61mg	(80g)
		芽キャベツ	48mg	(30g)
		いちご	47mg	(75g)
		オレンジ	45mg	(75g)
		グレープフルーツ	36mg	(100g)
ビタミン **E**	若返りのビタミンといわれ、不足すると冷え性や肩こりなどが起こりやすくなります。種実や植物油、魚介、野菜などに多く含まれ、ビタミンCといっしょにとると抗酸化力がアップすることがわかっています。	アーモンド	6.2mg	(20g)
		モロヘイヤ	5.2mg	(80g)
		かぼちゃ	3.9mg	(80g)
		ウナギ(かば焼き)	3.7mg	(75g)
		メカジキ	3.3mg	(100g)
		イクラ	3.2mg	(35g)
		タラコ	2.8mg	(40g)
		スルメイカ	2.6mg	(125g)

『五訂増補 外食のカロリーガイド』(女子栄養大学出版部)より

外食編

和・洋・中国風定食のほか、すし、そば、パスタなど、
広く人気のある外食メニューを掲載しました。
エネルギー過多になりがちなので、
選び方に気をつけましょう。

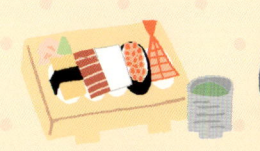

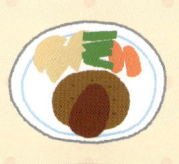

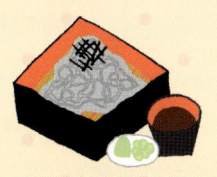

Sushi
518kcal

Tonkatsu
439kcal

Hamburg
437kcal

Soba
284kcal

和風定食

ごはん 180g =302kcal
みそ汁 33kcal 塩分 2.3g
漬物 16kcal 塩分 1.9g
しょうゆ 5g（小さじ1弱）4kcal 塩分 0.7g

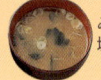

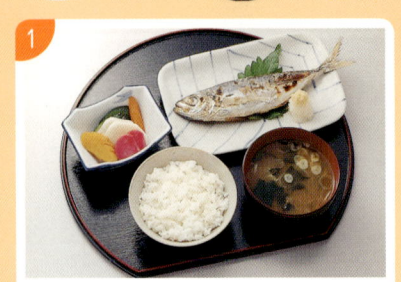

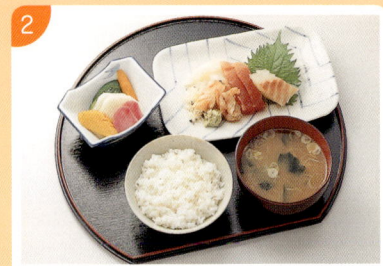

1 アジの塩焼き定食 480 kcal
塩分 5.1g

2 刺し身定食 489 kcal
塩分 4.5g

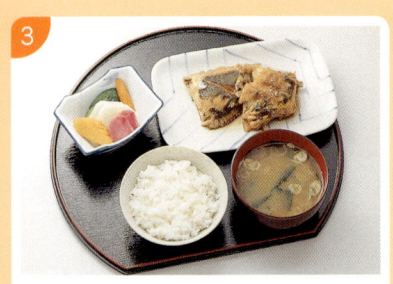

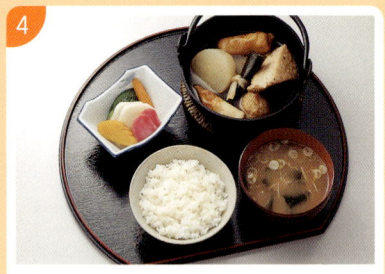

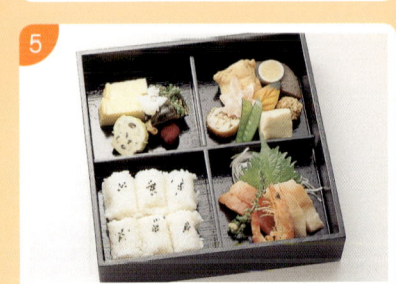

3 カレイの煮つけ定食 531 kcal
塩分 5.5g

4 おでん定食 560 kcal
塩分 7.1g

5 松花堂弁当 610 kcal
塩分 4.0g

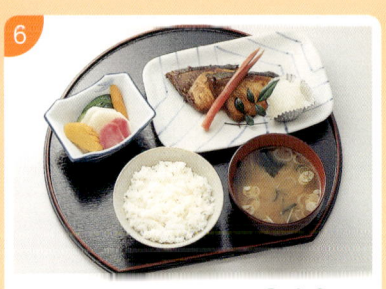

6 ブリの照り焼き定食 646 kcal
塩分 5.3g

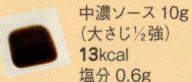

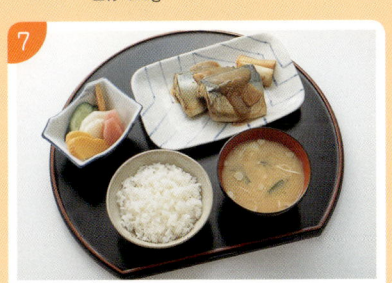

中濃ソース 10g
(大さじ½強)
13kcal
塩分 0.6g

> *Point!*
> 和風定食のような"おふくろの味"的メニューは、全般にエネルギーが低いので安心です。揚げ物ではなく焼き魚やお刺し身など、油を使わない調理メニューがおすすめです。

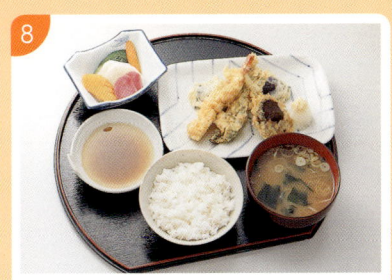

7 サバのみそ煮定食 — **687** kcal
塩分 6.7g

8 天ぷら定食 — **716** kcal
塩分 5.9g

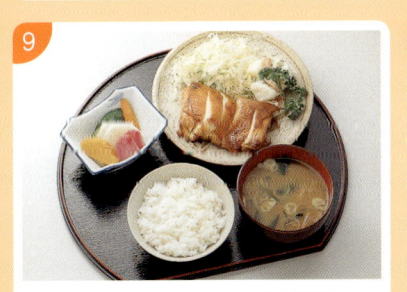

9 鶏の照り焼き定食 — **776** kcal
塩分 5.9g

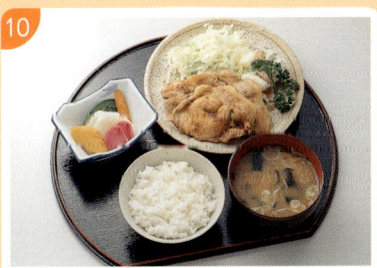

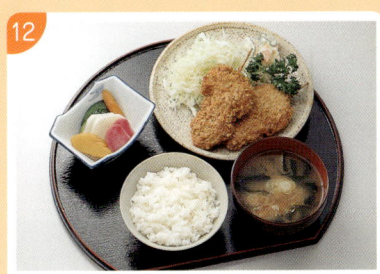

10 しょうが焼き定食 — **789** kcal
塩分 5.8g

11 アジフライ定食 — **862** kcal
塩分 5.4g

12 串カツ定食 — **917** kcal
塩分 5.0g

テイクアウト編 / 外食編 / 甘味・飲料編 / 素材編

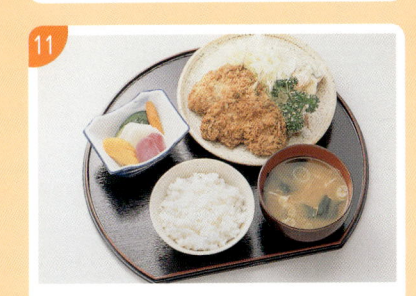

そば

Point! 低エネルギーですが穀類に偏りがちで、とろろそばや、おろしそばなどは、野菜や芋類はとれますが、たんぱく質が不足ぎみです。うどんに比べ、鉄・食物繊維を多く含んでいます。

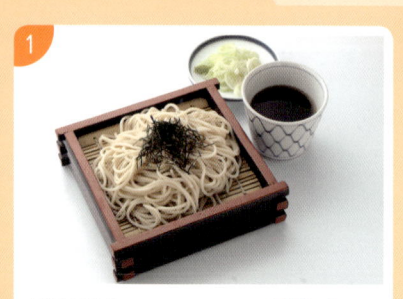

1 ざるそば
284 kcal
塩分 2.7g

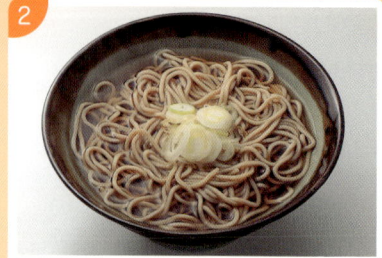

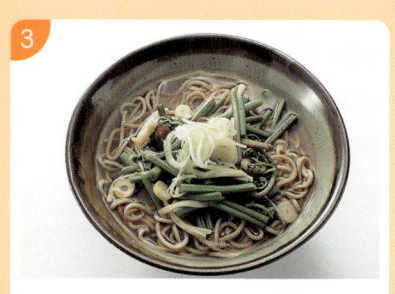

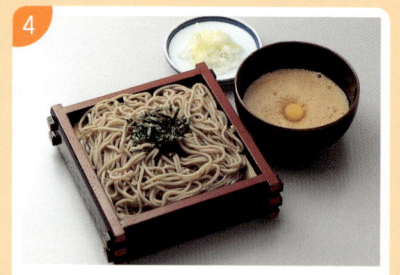

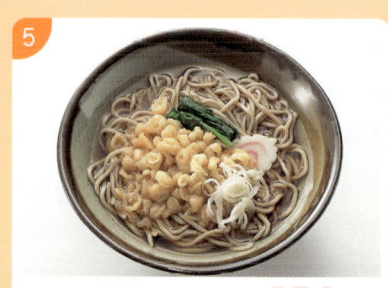

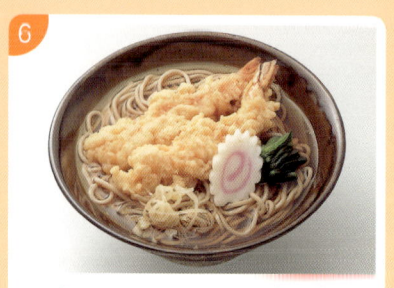

2 かけそば
324 kcal
塩分 4.6g

3 山菜そば
337 kcal
塩分 4.6g

4 とろろそば
354 kcal
塩分 2.7g

5 たぬきそば
376 kcal
塩分 4.7g

6 天ぷらそば
459 kcal
塩分 4.9g

うどん

Point! 低エネルギーですが、その分消化が速いので、天ぷらなどの具が入っていないと、2〜3時間でおなかがすいてしまいがち。夕食が遅くなってしまったときなどにおすすめです。

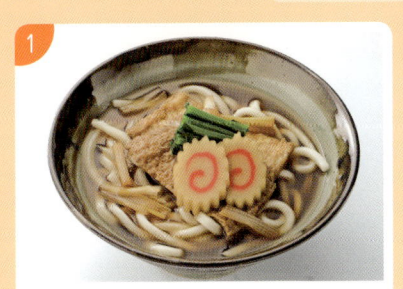

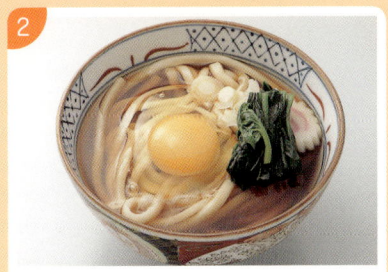

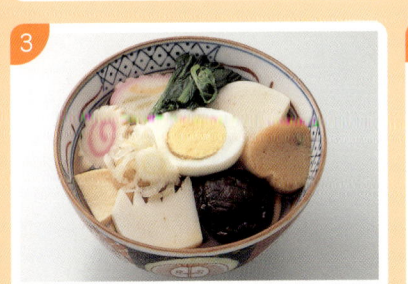

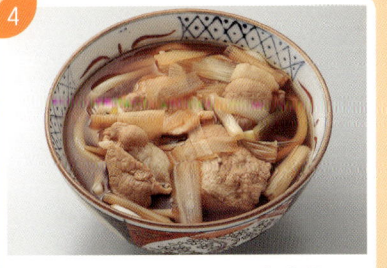

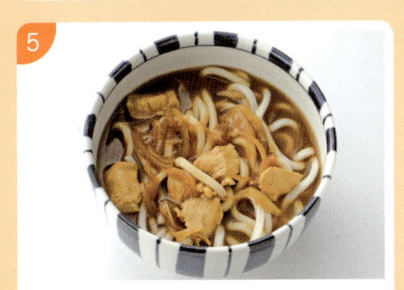

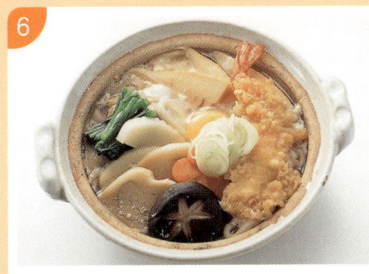

1 きつねうどん
382 kcal
塩分 5.4g

2 月見うどん
419 kcal
塩分 5.6g

3 おかめうどん
425 kcal
塩分 6.2g

4 肉南蛮うどん
445 kcal
塩分 5.3g

5 カレーうどん
471 kcal
塩分 5.3g

6 なべ焼きうどん
497 kcal
塩分 5.8g

テイクアウト編 / 外食編 / 甘味・飲料編 / 素材編

丼物

Point! 丼物はごはんだけで500kcal前後にもなります。ごはんの量を調節し、親子丼や卵丼など、低エネルギーの食材を使ったメニュー選びをしましょう。丼物を食べた日は、体を動かす努力を!

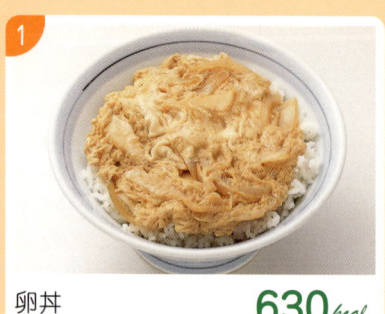

1 卵丼
630 kcal
塩分 4.1g

2 親子丼
731 kcal
塩分 3.8g

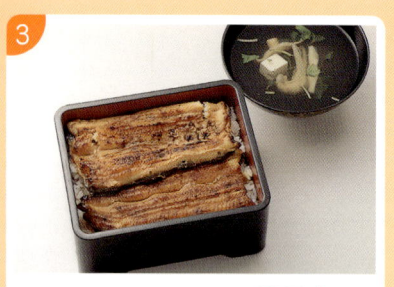

3 ウナ重
754 kcal
塩分 3.6g

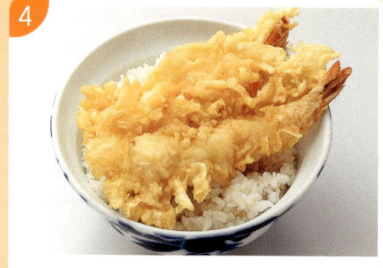

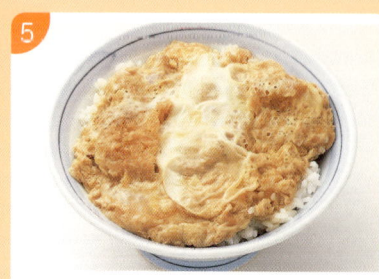

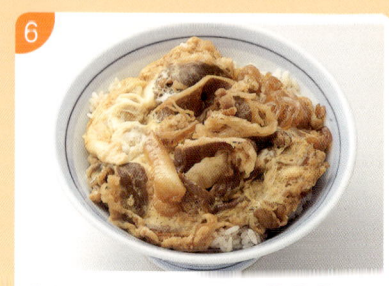

4 天丼
805 kcal
塩分 3.0g

5 カツ丼
893 kcal
塩分 4.3g

6 牛丼
909 kcal
塩分 2.9g

すし（ちらし・丼ほか）

しょうゆ 9g（大さじ½）をつけると 6kcal、塩分 1.3g プラス

Point! すし飯は砂糖が使われていてエネルギーがごはんより高いので、控えめに。たんぱく質はとれますが、野菜が不足するので、ほかの食事で緑黄色野菜をとるようにしましょう。

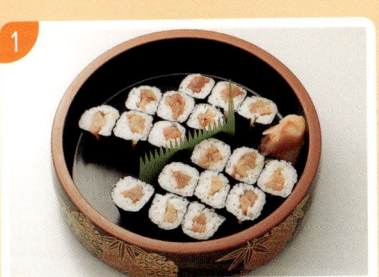

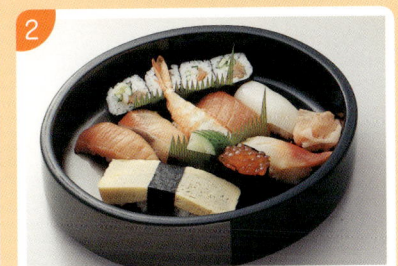

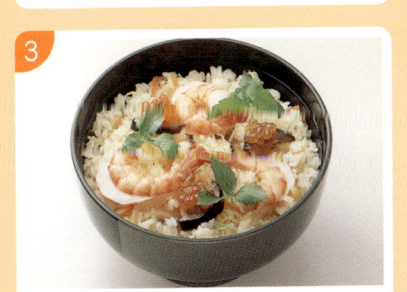

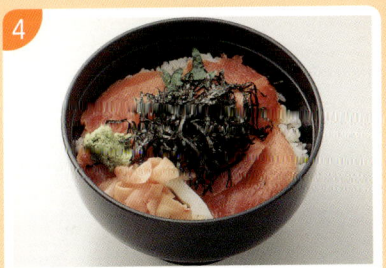

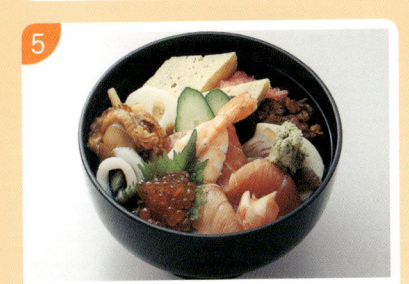

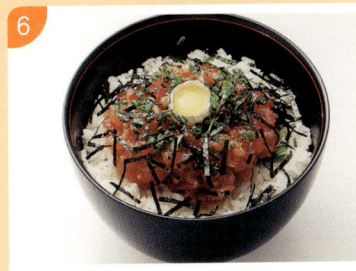

1 鉄火巻き
459 kcal
塩分 1.9g

2 江戸前にぎり
518 kcal
塩分 2.6g

3 五目ちらし
618 kcal
塩分 3.2g

4 鉄火丼
649 kcal
塩分 2.5g

5 江戸前ちらし
667 kcal
塩分 3.6g

6 ねぎとろ丼
786 kcal
塩分 2.4g

テイクアウト編 / 外食編 / 甘味・飲料編 / 素材編

すし（にぎりほか）

しょうゆ 5g
（小さじ1弱）
4kcal
塩分 0.7g

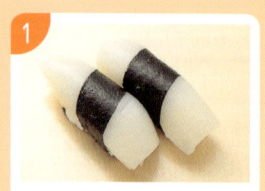

1 イカ
80 kcal
塩分 0.5g

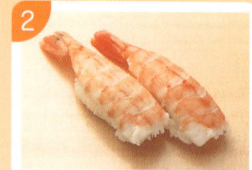

2 エビ
85 kcal
塩分 0.4g

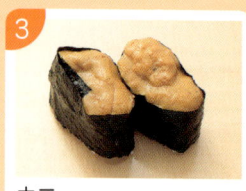

3 ウニ軍艦巻き
87 kcal
塩分 0.4g

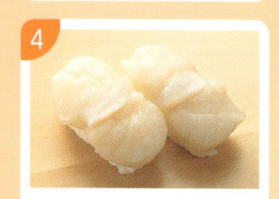

4 ホタテ
91 kcal
塩分 0.4g

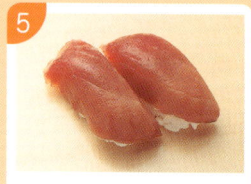

5 マグロ赤身
92 kcal
塩分 0.3g

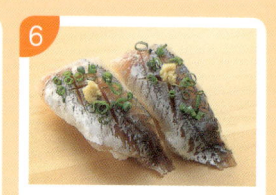

6 アジ
99 kcal
塩分 0.4g

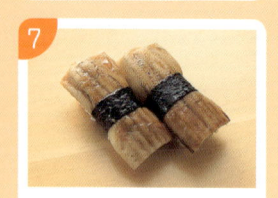

7 アナゴ
103 kcal
塩分 0.4g

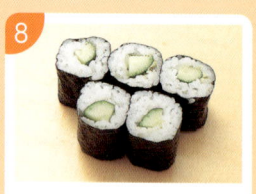

8 カッパ巻き
107 kcal
塩分 0.5g

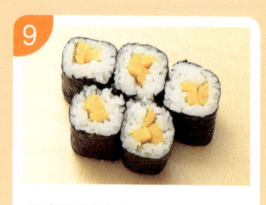

9 お新香巻き
109 kcal
塩分 0.8g

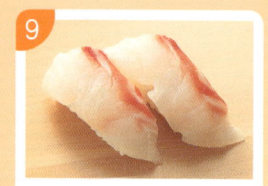

9 タイ
109 kcal
塩分 0.3g

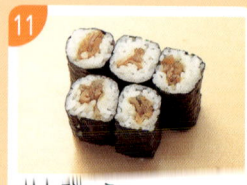

11 かんぴょう巻き
120 kcal
塩分 0.9g

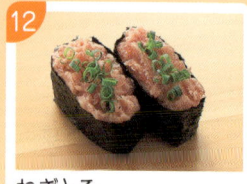

12 ねぎとろ軍艦巻き
132 kcal
塩分 0.3g

Point! エビ・イカ・貝・白身魚などは低エネルギーなので、1貫40～50kcalのものがほとんどです。しかし、とろやイクラは70～80kcalとエネルギーは倍ぐらいになるので、個数を決めて食べましょう。

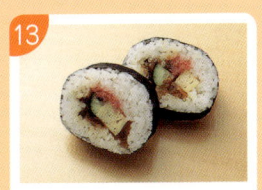

13 太巻き 134kcal
塩分 1.0g

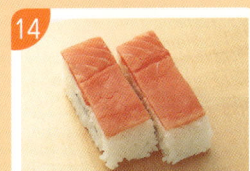

14 サケ押しずし 137kcal
塩分 1.3g

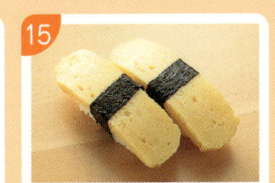

15 卵 138kcal
塩分 0.9g

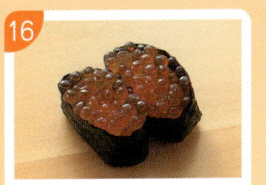

16 イクラ軍艦巻き 145kcal
塩分 1.0g

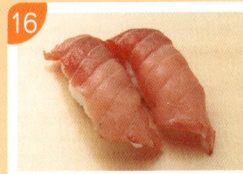

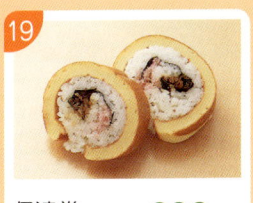

16 マグロとろ 145kcal
塩分 0.3g

18 バッテラ 172kcal
塩分 0.8g

19 伊達巻 200kcal
塩分 1.3g

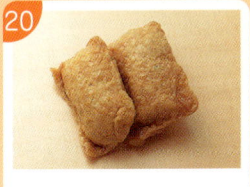

20 いなりずし 206kcal
塩分 1.4g

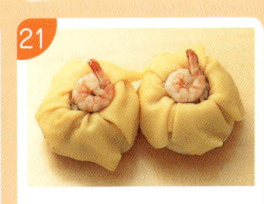

21 茶巾ずし 431kcal
塩分 2.1g

テイクアウト編 | 外食編 | 甘味・飲料編 | 素材編

カレーライス

ごはん 250g=**420**kcal
ナン 100g=**262**kcal、塩分 1.3g

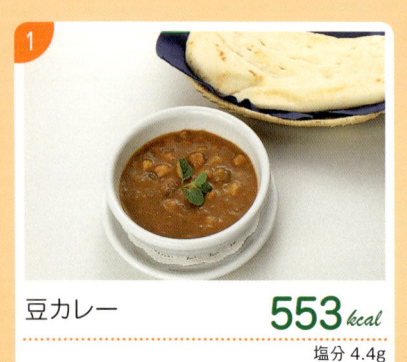

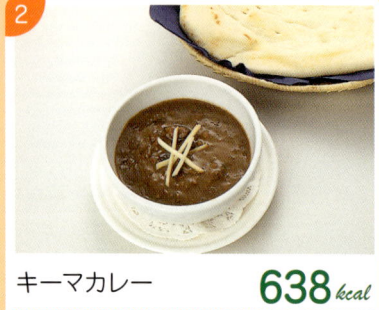

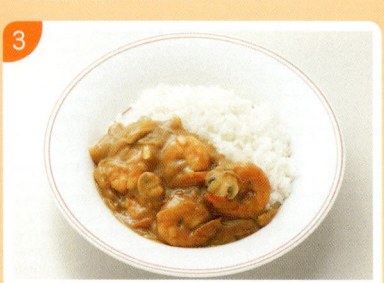

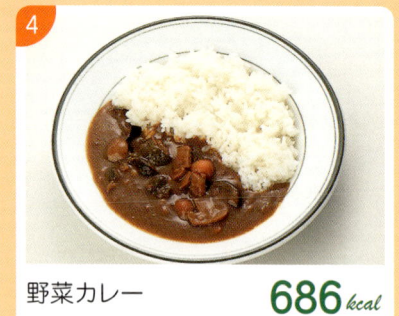

1. 豆カレー **553** kcal 塩分 4.4g
2. キーマカレー **638** kcal 塩分 4.1g
3. シュリンプカレー **664** kcal 塩分 2.7g
4. 野菜カレー **686** kcal 塩分 2.7g
5. チキンカレー **690** kcal 塩分 3.4g
6. シーフードカレー **726** kcal 塩分 4.0g

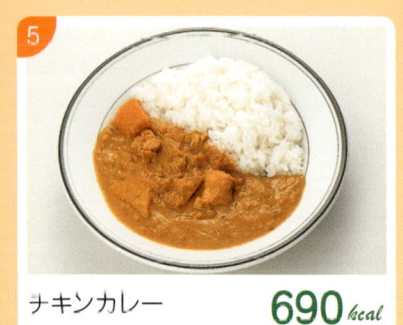

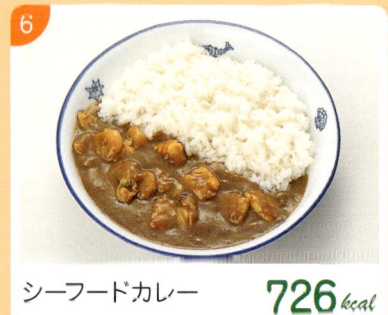

Point!
低エネルギーのシーフードや野菜のものにし、ごはんの量も食べる前に決めて食べすぎないように注意を。ナンは表面に油が塗られていることが多く、ごはんよりも高エネルギーです。

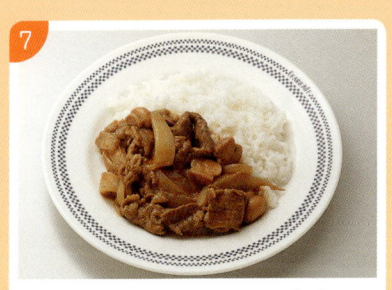

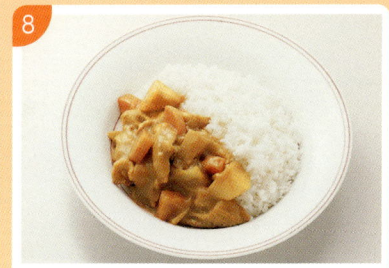

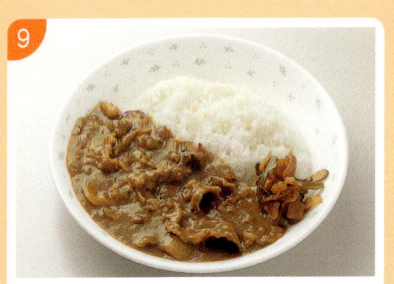

7 ハヤシライス　728 kcal
塩分 2.8g

8 ポークカレー　754 kcal
塩分 2.5g

9 ビーフカレー　954 kcal
※福神漬け 12g=16kcal、塩分 0.6g　塩分 3.9g

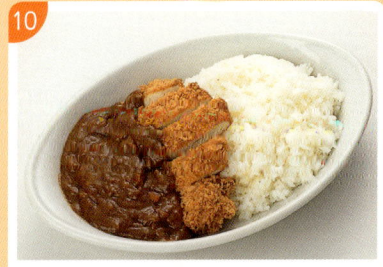

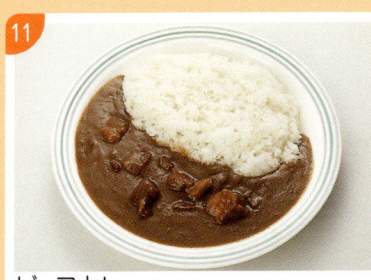

10 カツカレー　957 kcal
塩分 3.3g

11 ビーフカレー・大盛り　1329 kcal
※大盛りごはん 350g=588kcal　塩分 4.7g

テイクアウト編

外食編

甘味・飲料編

素材編

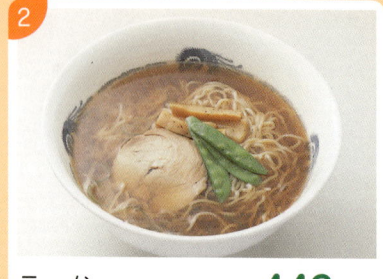

ラーメン

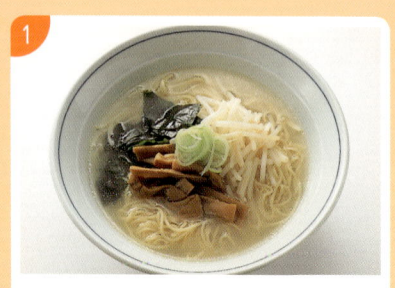

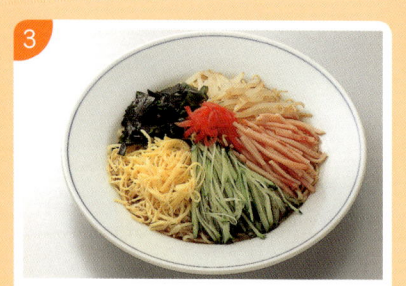

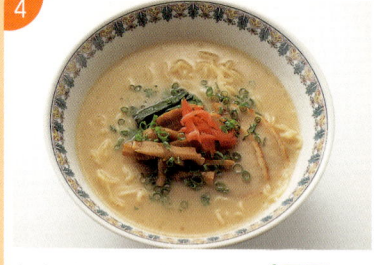

1. 塩ラーメン — 401 kcal / 塩分 6.9g
2. ラーメン — 443 kcal / 塩分 6.0g
3. 冷やし中華 — 467 kcal / 塩分 4.7g
4. とんこつラーメン — 477 kcal / 塩分 6.7g
4. みそラーメン — 477 kcal / 塩分 6.3g
6. タンメン — 503 kcal / 塩分 6.4g

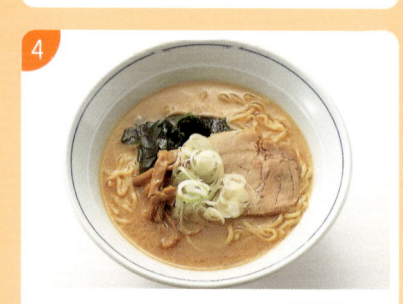

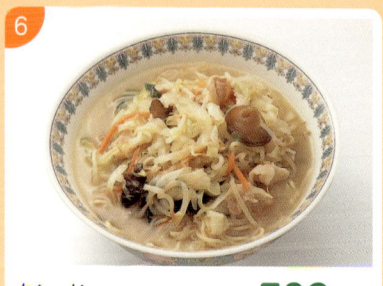

Point!
五目ラーメンやタンメンなど具の多いものを選び、トッピングができるお店では、ほうれん草や卵などを追加しましょう。汁は塩分や油が多いので、飲んでも半分ぐらいまでに。

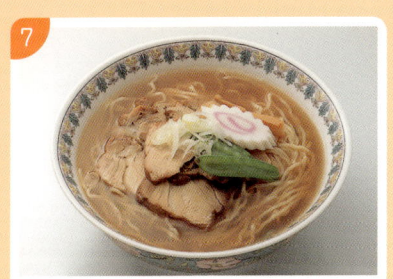

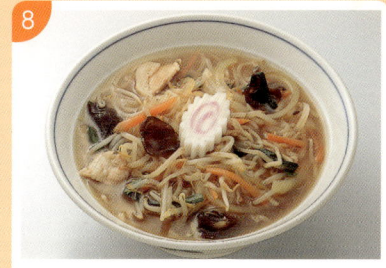

7 チャーシューメン
507 kcal
塩分 6.9g

8 もやしラーメン
573 kcal
塩分 5.6g

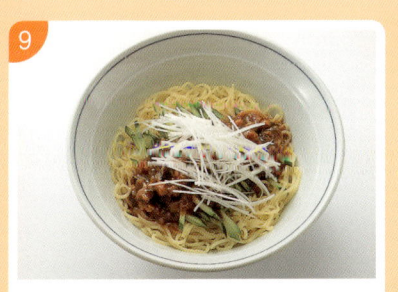

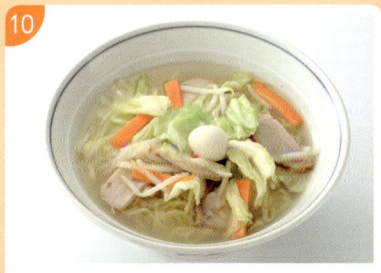

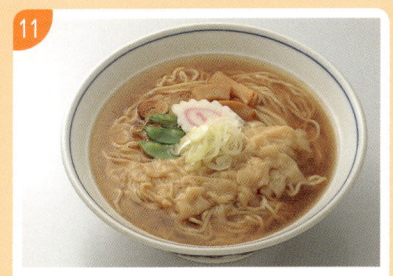

9 ジャージャーメン
639 kcal
塩分 5.1g

10 五目ラーメン
665 kcal
塩分 7.2g

11 ワンタンメン
677 kcal
塩分 6.1g

12 天津メン
766 kcal
塩分 6.1g

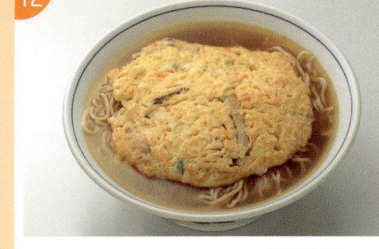

テイクアウト編 | 外食編 | 甘味・飲料編 | 素材編

中華定食

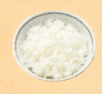

ごはん 180g=302kcal
スープ 7kcal 塩分 1.0g
搾菜(ガーツァイ) 15g=3kcal 塩分 2.1g

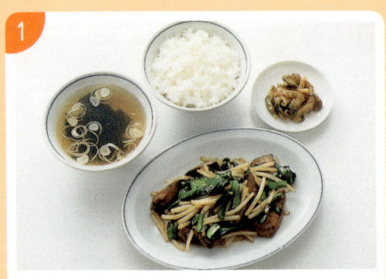

1 レバーにらいため定食 560 kcal
塩分 4.4g

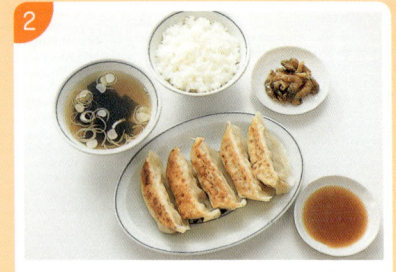

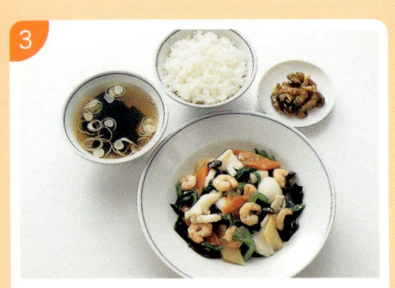

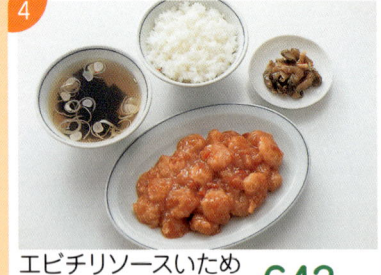

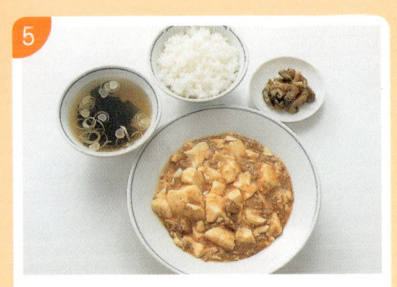

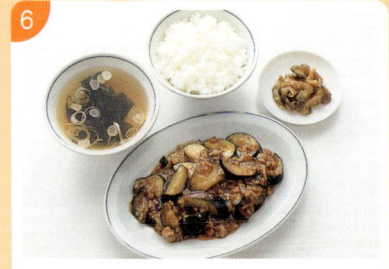

2 ギョウザ定食 622 kcal
塩分 5.2g

3 八宝菜定食 628 kcal
塩分 5.3g

4 エビチリソースいため定食 643 kcal
塩分 5.0g

5 麻婆豆腐定食 648 kcal
塩分 6.3g

6 麻婆なす定食 685 kcal
塩分 4.5g

> *Point!*
> 野菜をたくさんとれるのはうれしいのですが、見た目以上に油を多く使っているので、要注意。ごはんの量でエネルギーをコントロールしましょう。

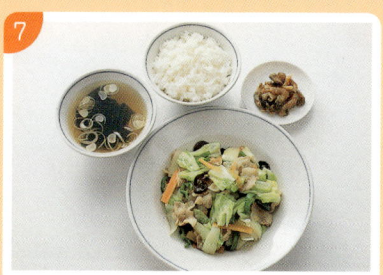

7 肉野菜いため定食　707 kcal
塩分 4.7g

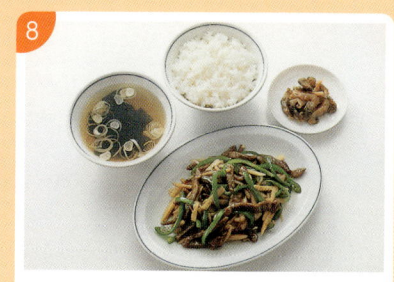

8 チンジャオロースー定食　722 kcal
塩分 4.7g

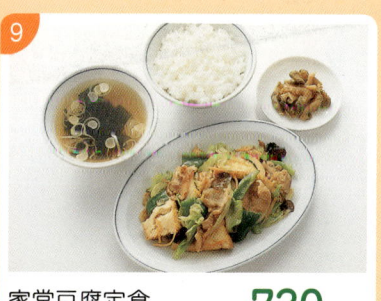

9 家常豆腐定食　730 kcal
塩分 4.7g

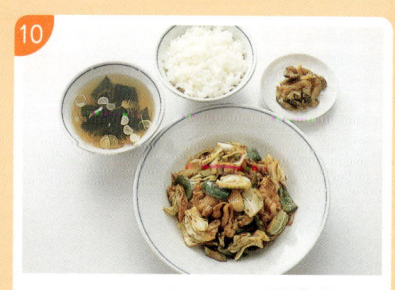

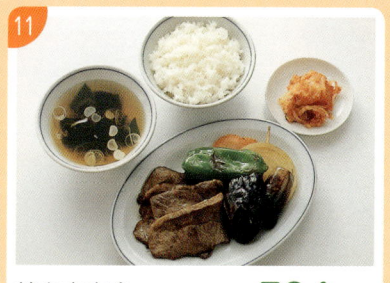

10 ホイコーロウ定食　792 kcal
塩分 5.2g

11 焼き肉定食　794 kcal
※キムチ 30g=14kcal、塩分 0.7g　塩分 3.5g

12 酢豚定食　914 kcal
塩分 6.1g

テイクアウト編 / 外食編 / 甘味・飲料編 / 素材編

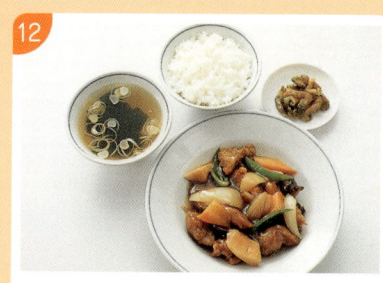

中華料理（めん）

Point! 1人分100gの野菜がとれるので、具はしっかり食べて、めんの量でエネルギー調整をしましょう。かた焼きそばは食感と風味がよくおいしいのですが、かなり油を吸っていて高エネルギーです。

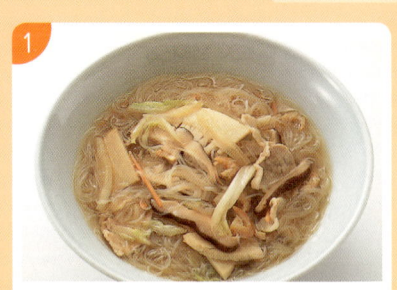

1. 汁ビーフン　**477** kcal　塩分 4.2g
2. ソース焼きそば　**505** kcal　塩分 2.5g
3. あんかけ焼きそば　**517** kcal　塩分 3.6g
4. 皿うどん　**555** kcal　塩分 5.4g
5. 焼きビーフン　**627** kcal　塩分 3.0g
6. あんかけかた焼きそば　**918** kcal　塩分 6.1g

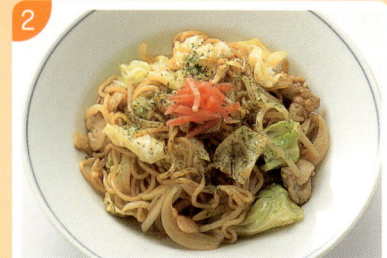

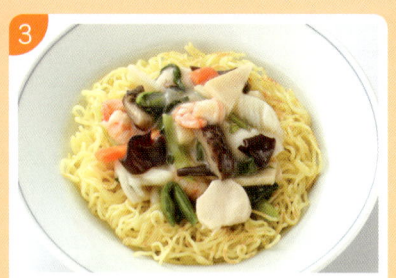

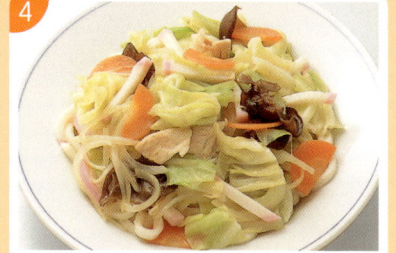

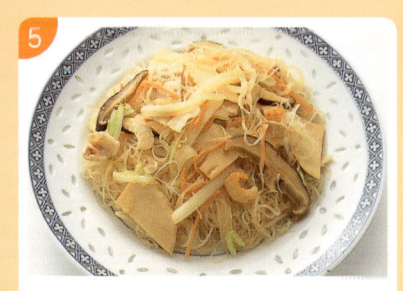

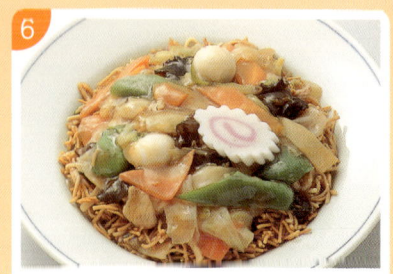

中華料理（ごはん）

Point! チャーハンやおかゆは穀類・油脂に偏りがちなので、具材が多いものを選ぶか、野菜料理などを追加して栄養バランスをとりましょう。中華丼のような丼物は、ごはんの量を控えめに。

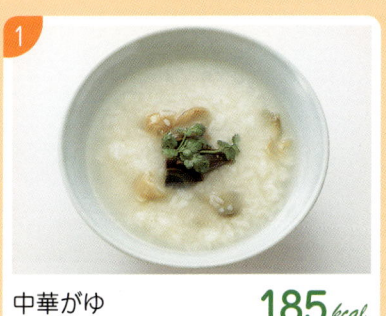

1 中華がゆ
185 kcal
塩分 1.3g

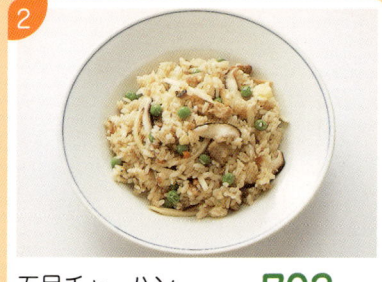

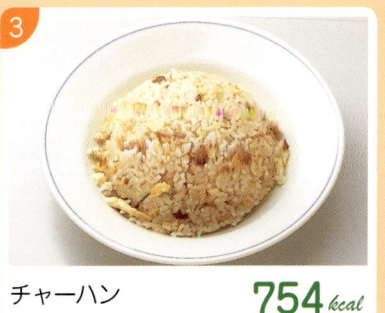

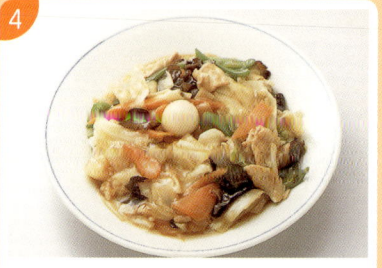

2 五目チャーハン
703 kcal
塩分 2.9g

3 チャーハン
754 kcal
塩分 2.6g

4 中華丼
841 kcal
塩分 2.8g

テイクアウト編 / 外食編 / 甘味・飲料編 / 素材編

中華料理（単品）

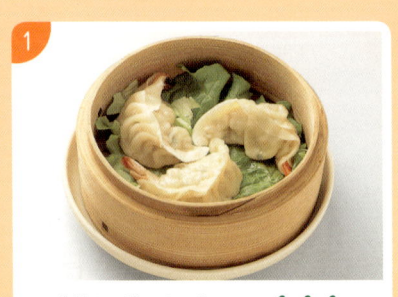

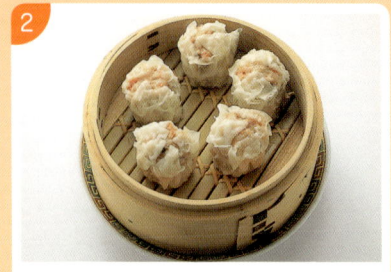

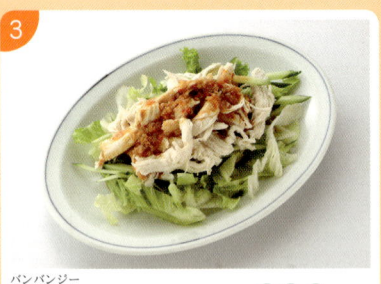

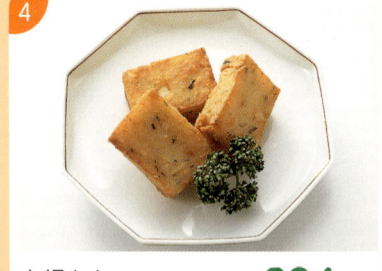

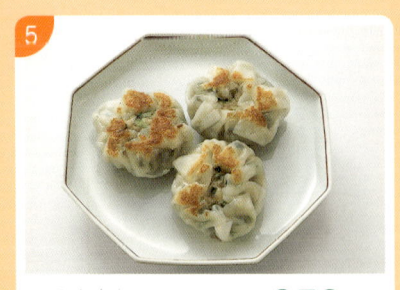

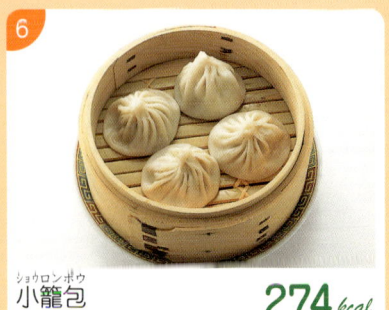

1. エビ蒸しギョウザ **144** kcal
塩分 1.9g

2. エビシューマイ **179** kcal
塩分 1.7g

3. 棒々鶏（バンバンジー） **230** kcal
塩分 1.6g

4. 大根もち **234** kcal
塩分 0.3g

5. にらまんじゅう **259** kcal
塩分 0.9g

6. 小籠包（ショウロンポウ） **274** kcal
塩分 0.7g

Point!
ギョウザや春巻きなどの点心は、ひき肉に脂身をさらに加えてジューシーにしてあり、小さくても高エネルギーです。揚げ、焼きよりも蒸したもののほうが、低エネルギー。

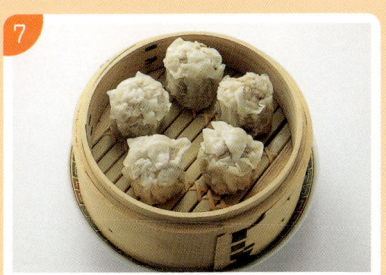

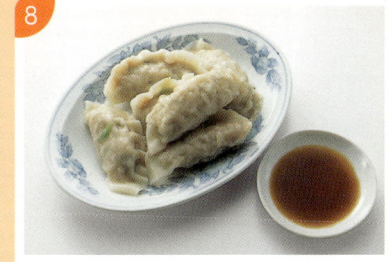

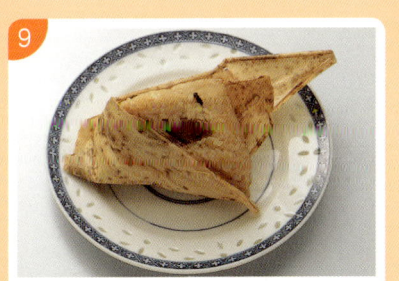

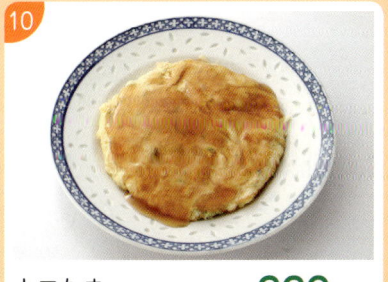

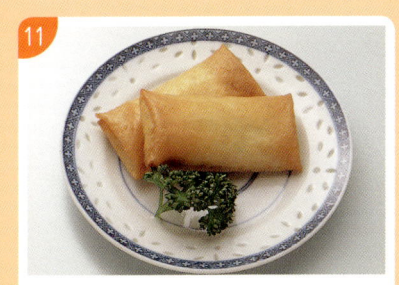

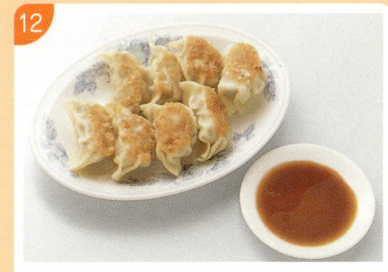

⑦ 肉シューマイ　**282** kcal
塩分 1.5g

⑧ 水ギョウザ　**303** kcal
塩分 2.6g

⑨ 中華ちまき　**310** kcal
塩分 1.4g

⑩ カニたま　**339** kcal
塩分 2.0g

⑪ 春巻き　**369** kcal
塩分 1.1g

⑫ 焼きギョウザ　**423** kcal
塩分 3.3g

テイクアウト編　外食編　甘味・飲料編　素材編

洋風定食

バター10gをつけると **75**kcal、塩分 0.2g プラス
ドレッシング15g（大さじ1）をかけると **61**kcal、塩分 0.5g プラス

- ごはん 180g=302kcal
- ロールパン 2個=190kcal 塩分 0.7g
- スープ 5kcal 塩分 0.9g
- サラダ 12kcal

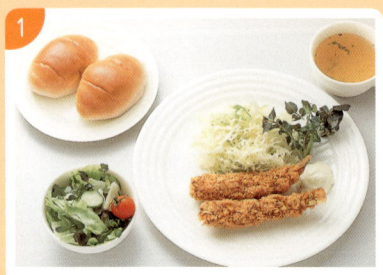

1 エビフライ定食 — 499 kcal
塩分 2.7g

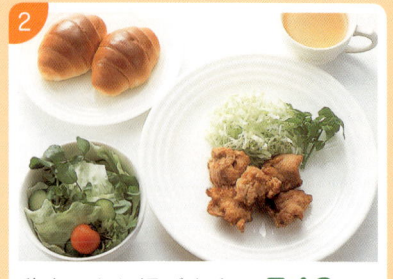

2 鶏肉のから揚げ定食 — 543 kcal
塩分 2.7g

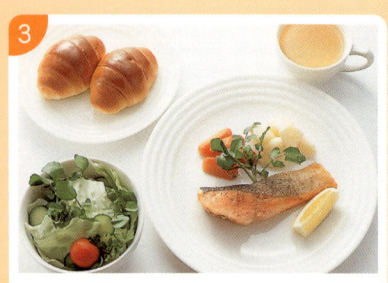

3 サケのムニエル定食 — 544 kcal
塩分 3.3g

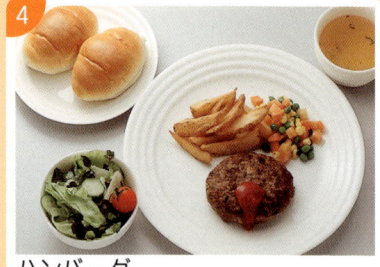

4 ハンバーグステーキ定食 — 712 kcal
塩分 3.5g

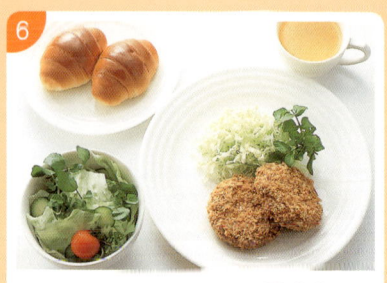

5 カキフライ定食 — 720 kcal
塩分 4.1g

6 メンチカツ定食 — 731 kcal
塩分 3.0g

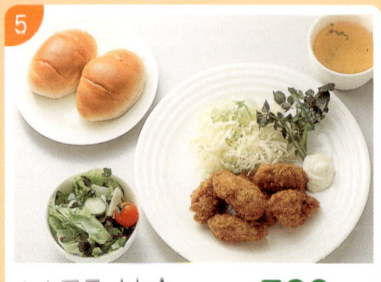

Point!
ソースやサラダのドレッシング、パンにつけるバターなど、サイドディッシュのエネルギーに注意しましょう。タルタルソースは特に高エネルギーなので、レモンなどにしましょう。

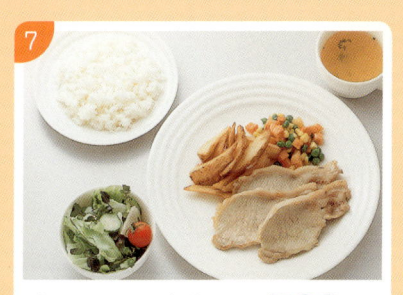

7 ポークソテー定食
763 kcal
塩分 2.9g

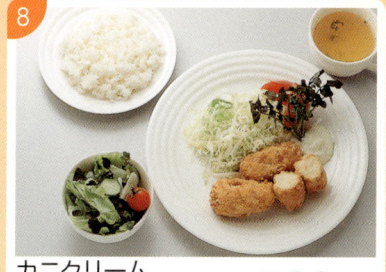

8 カニクリームコロッケ定食
799 kcal
塩分 2.3g

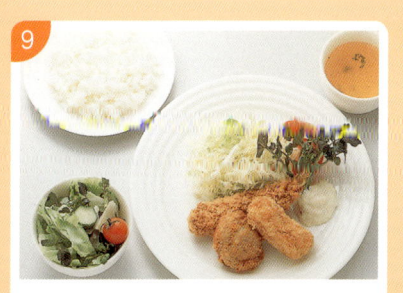

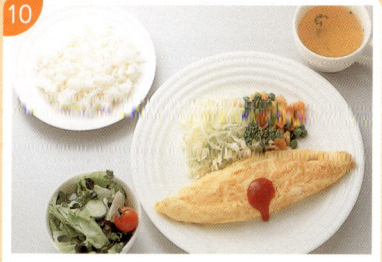

9 ミックスフライ定食
855 kcal
塩分 2.5g

10 オムレツ定食
871 kcal
塩分 3.4g

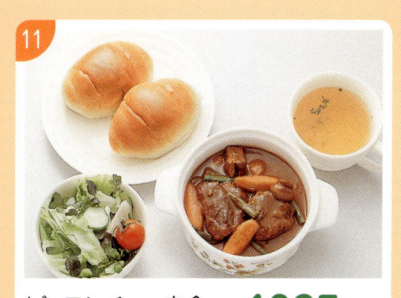

11 ビーフシチュー定食
1025 kcal
塩分 4.0g

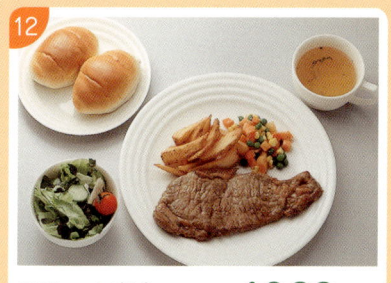

12 ステーキ定食
1062 kcal
塩分 4.9g

テイクアウト編 | 外食編 | 甘味・飲料編 | 素材編

ハンバーグ

ハンバーグの肉 100g

Point! 大きさとソースの種類によって、エネルギーがだいぶ異なります。ダイエット中はトマトソースで煮込んだものが、野菜がとれておすすめです。主食はパンよりもごはんにし、量は控えめに。

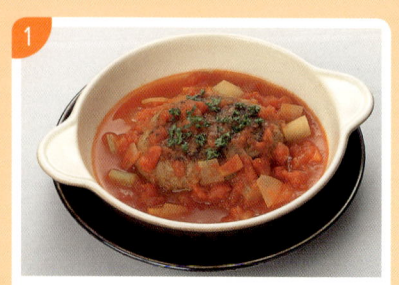

1. 煮込みハンバーグ　**381** kcal　塩分 2.3g
2. ハンバーグステーキ　**437** kcal　塩分 1.4g
3. 和風おろしハンバーグ　**441** kcal　塩分 2.6g
4. 照り焼きハンバーグ　**448** kcal　塩分 2.4g
5. ドミグラスソースハンバーグ　**471** kcal　塩分 2.0g
6. ハンバーグステーキ・ビッグ　**618** kcal　塩分 3.0g
   ※ビッグハンバーグの肉 160g

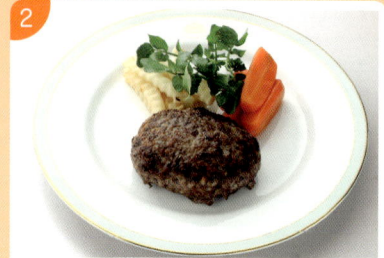

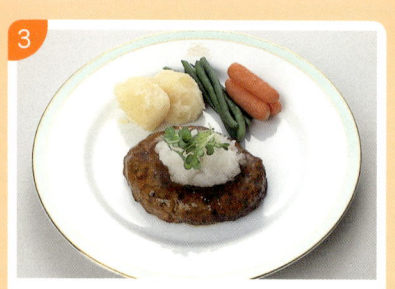

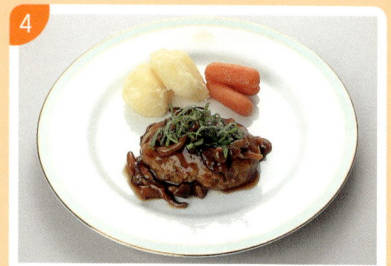

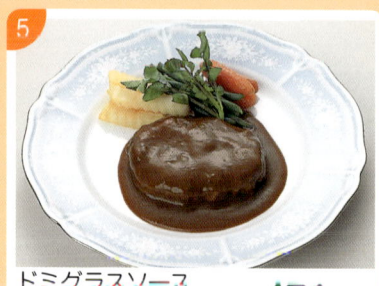

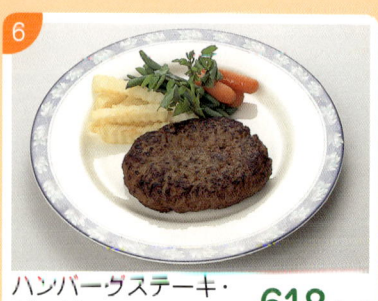

ステーキ・ソテーほか

ステーキ肉 200g

Point! 肉の部位を選ぶことがポイントです。ヒレ肉やもも肉は、サーロインやリブに比べるとかなりエネルギーをおさえられます。また鶏肉もおすすめですが、高エネルギーの皮は残しましょう。

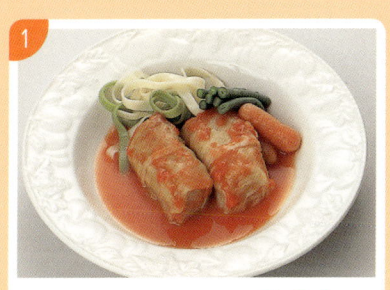

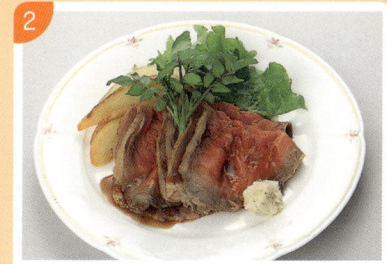

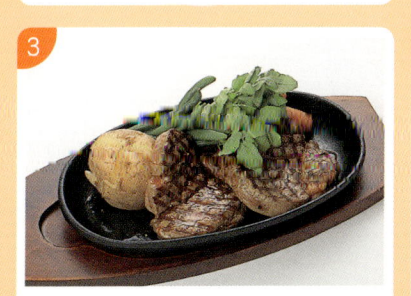

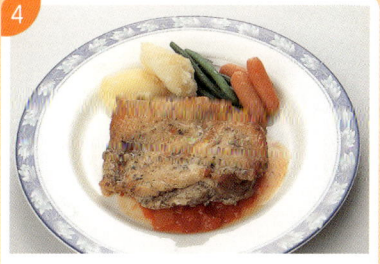

1 ロールキャベツ　264 kcal
塩分 2.0g

2 ローストビーフ　288 kcal
塩分 1.8g

3 ヒレステーキ　507 kcal
塩分 3.4g

4 チキンソテー　580 kcal
塩分 3.9g

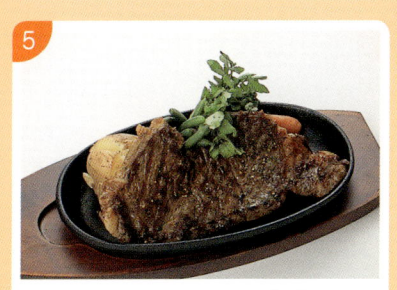

5 サーロインステーキ　805 kcal
塩分 3.4g

6 リブステーキ　955 kcal
塩分 3.4g

テイクアウト編

外食編

甘味・飲料編

素材編

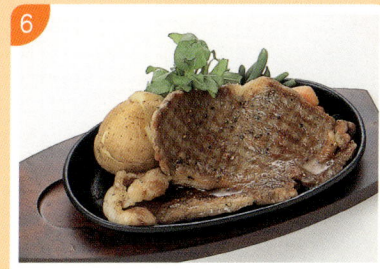

グラタン・リゾットほか

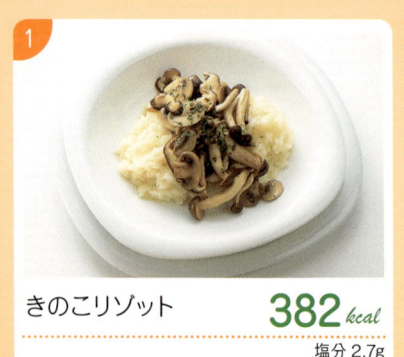

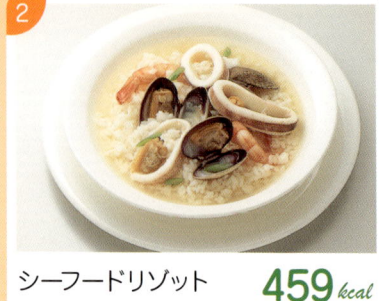

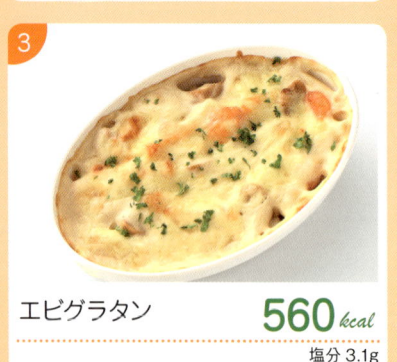

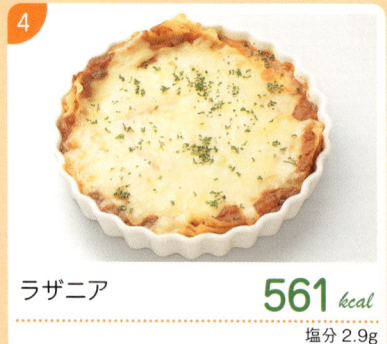

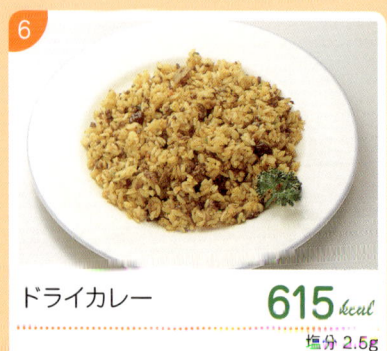

1. きのこリゾット　382 kcal　塩分 2.7g
2. シーフードリゾット　459 kcal　塩分 3.3g
3. エビグラタン　560 kcal　塩分 3.1g
4. ラザニア　561 kcal　塩分 2.9g
5. エビピラフ　573 kcal　塩分 2.5g
6. ドライカレー　615 kcal　塩分 2.5g

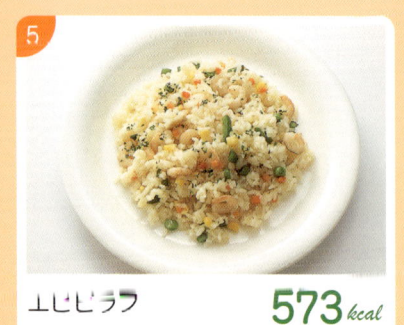

> *Point!* 全般的に高エネルギー。ドリアやピラフは野菜がほとんどとれないメニューが大半ですので、ほかの食事で補いましょう。グラタンは魚介やきのこ、じゃが芋などが入っているメニューにし、ソースは少し残すようにしましょう。

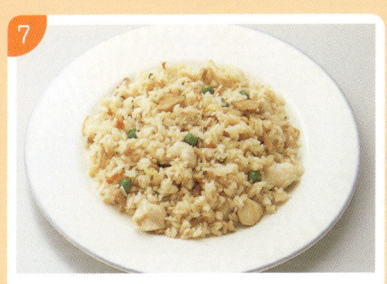

7 チキンピラフ — **636** kcal
塩分 2.5g

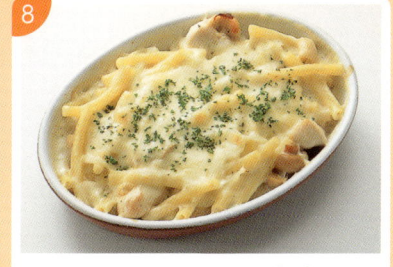

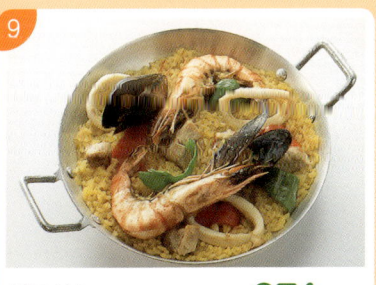

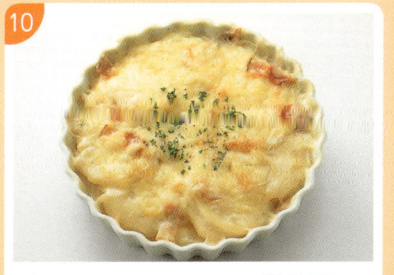

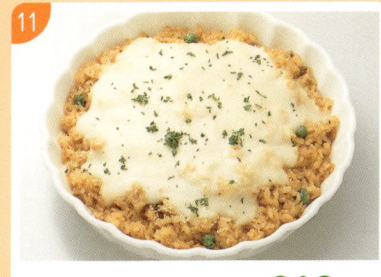

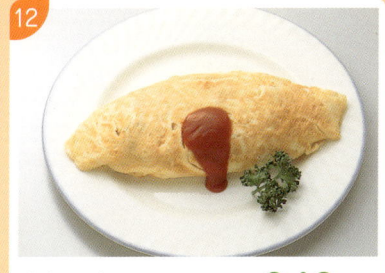

8 チキングラタン — **647** kcal
塩分 2.9g

9 パエリヤ — **671** kcal
塩分 2.6g

10 ポテトグラタン — **687** kcal
塩分 3.6g

11 ドリア — **813** kcal
塩分 3.4g

12 オムライス — **843** kcal
塩分 3.8g

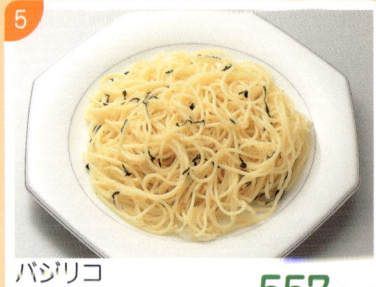

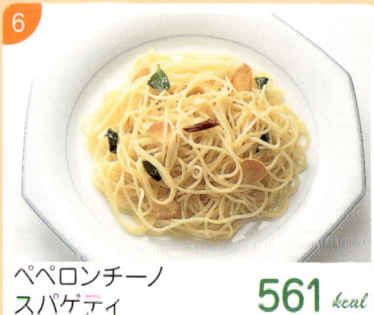

スパゲティ

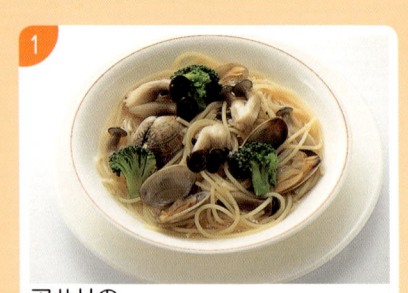

1. アサリのスープスパゲティ　518 kcal　塩分 2.5g
2. タラコスパゲティ　524 kcal　塩分 2.4g
3. トマトソーススパゲティ　525 kcal　塩分 3.2g
4. ボンゴレスパゲティ　527 kcal　塩分 2.9g
5. バジリコスパゲティ　557 kcal　塩分 2.3g
6. ペペロンチーノスパゲティ　561 kcal　塩分 2.3g

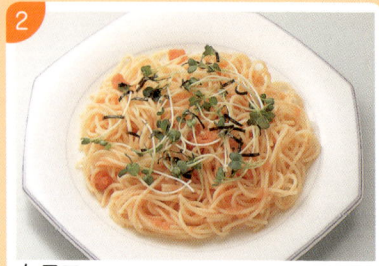

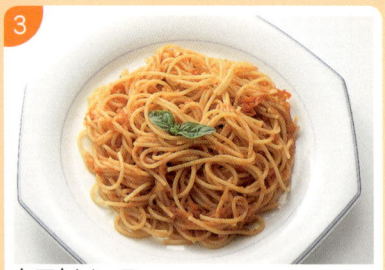

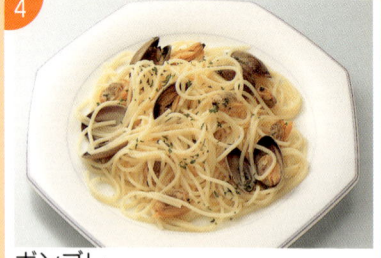

Point!
クリーム系のソースは生クリームがたっぷり使われているので、ダイエット中は控えめに。トマトベースのものや油が少なめな和風味のもの、魚介類や野菜がとれるメニューを選びましょう。

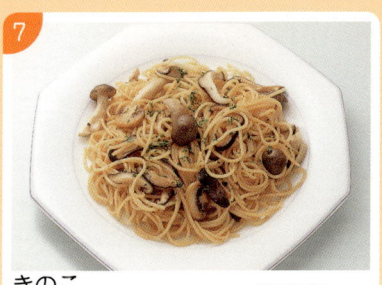

№	メニュー	カロリー	塩分
7	きのこスパゲティ	563 kcal	2.5g
8	ミートソーススパゲティ	597 kcal	2.7g
9	和風ツナおろしスパゲティ	640 kcal	2.5g
10	ナポリタンスパゲティ	691 kcal	2.8g
11	ペスカトーレスパゲティ	731 kcal	3.3g
12	カルボナーラスパゲティ	830 kcal	2.9g

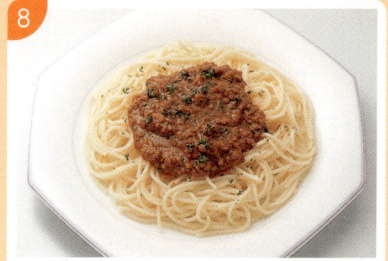

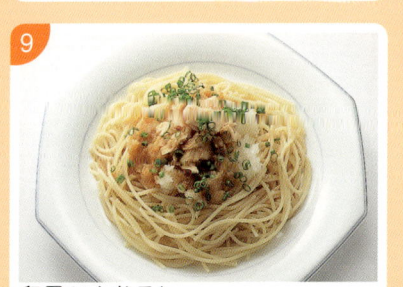

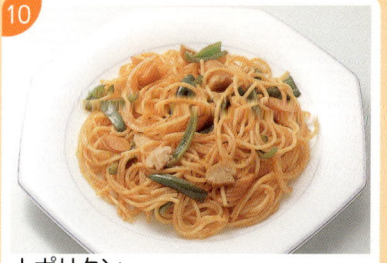

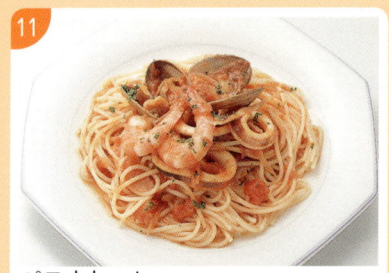

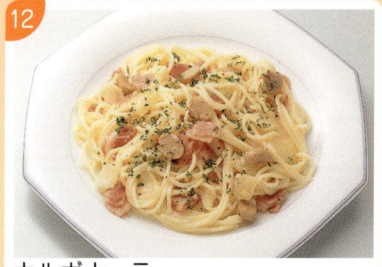

テイクアウト編 / 外食編 / 甘味・飲料編 / 素材編

揚げ物（肉・魚介）

中濃ソース 10g
（大さじ½強）
13kcal
塩分 0.6g

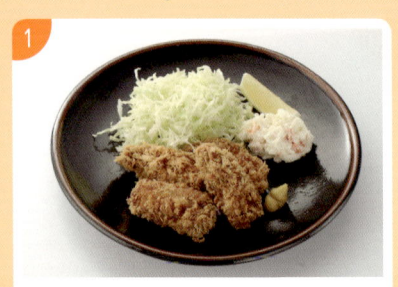

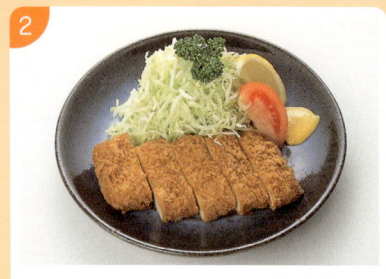

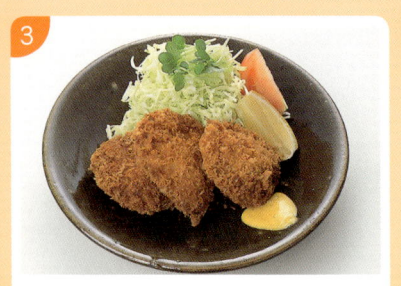

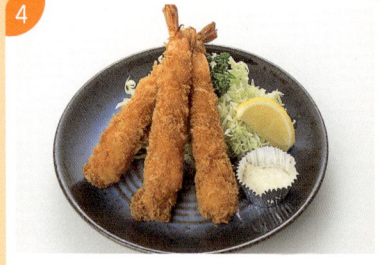

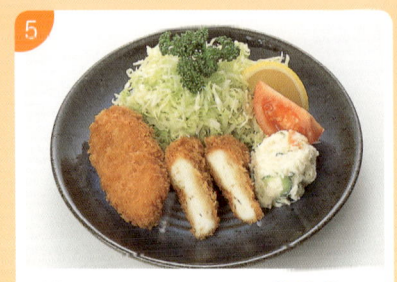

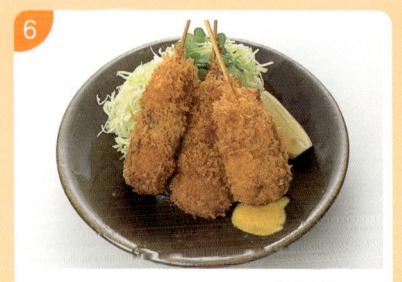

1 カキフライ
299 kcal
塩分 1.2g

2 ヒレカツ
310 kcal
塩分 0.8g

3 一口カツ（もも）
346 kcal
塩分 0.9g

4 エビフライ
351 kcal
塩分 1.3g

5 イカフライ
369 kcal
塩分 1.4g

6 串カツ
372 kcal
塩分 1.2g

Point!
揚げ物が食べたくなったら、魚介類やヒレ肉のカツがおすすめ。外食の揚げ物は衣が厚めなので、多すぎるときは衣を残しましょう。つけ合わせのキャベツは残さず食べて。

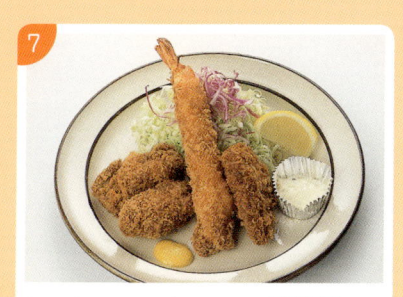

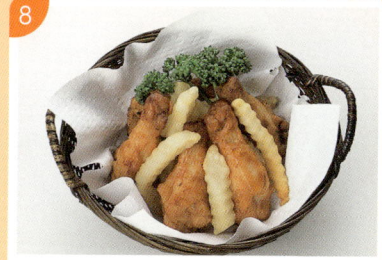

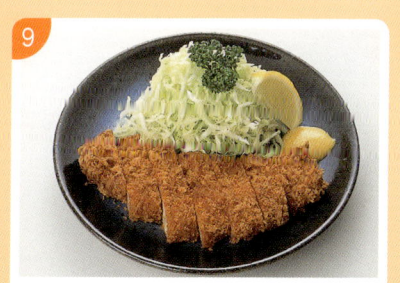

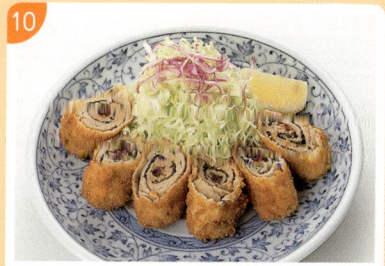

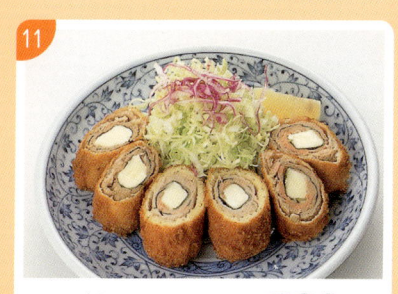

7 ミックスフライ
375 kcal
塩分 1.5g

8 フライドチキン
430 kcal
塩分 1.7g

9 ロースカツ
439 kcal
塩分 0.8g

10 梅しそ巻きカツ
457 kcal
塩分 4.3g

11 チーズ入りカツ
560 kcal
塩分 1.8g

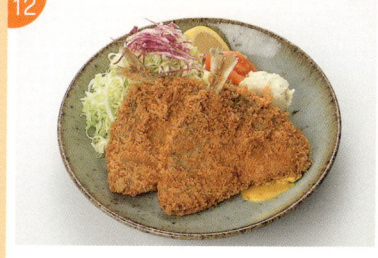

12 アジフライ
571 kcal
塩分 1.5g

テイクアウト編 | 外食編 | 甘味・飲料編 | 素材編

揚げ物（コロッケ）

中濃ソース 10g
（大さじ½強）
13kcal
塩分 0.6g

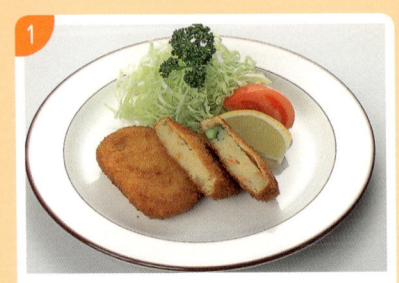

1 野菜コロッケ　*207* kcal
塩分 0.7g

2 紅芋コロッケ　*252* kcal
塩分 0.7g

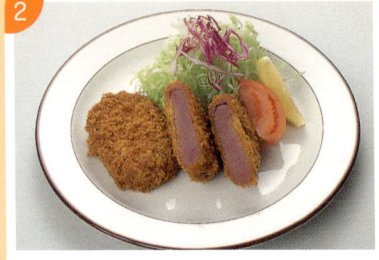

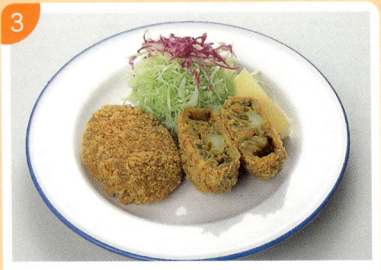

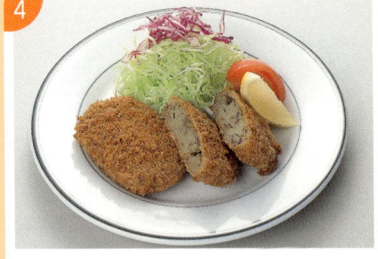

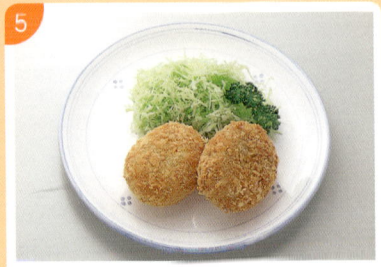

3 カレー風味コロッケ　*276* kcal
塩分 0.8g

4 牛肉コロッケ　*293* kcal
塩分 0.8g

5 ポテトコロッケ　*305* kcal
塩分 0.5g

6 エビクリームコロッケ　*309* kcal
塩分 1.5g

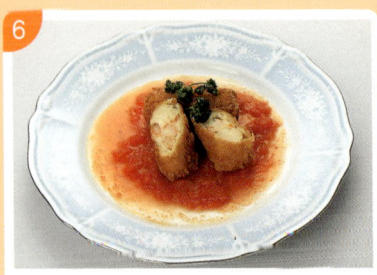

Point! 芋のコロッケの主成分は、炭水化物です。主菜にする場合はごはんやパンは控えめにし、たんぱく質を補いましょう。クリーム系のコロッケはカルシウムはとれますが、高エネルギーです。

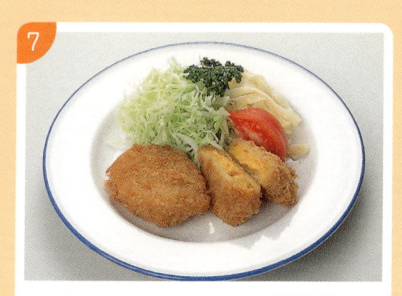

7 かぼちゃコロッケ
316 kcal
塩分 0.8g

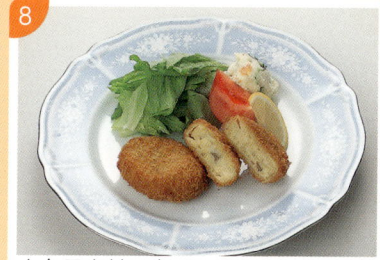

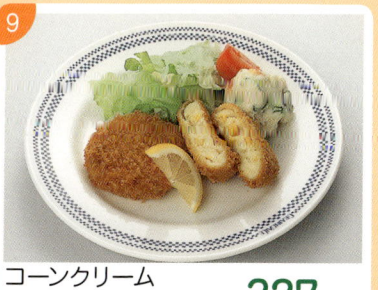

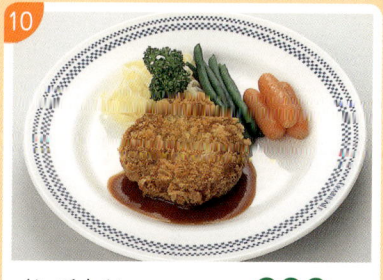

8 ホタテクリームコロッケ
317 kcal
塩分 0.9g

9 コーンクリームコロッケ
327 kcal
塩分 0.9g

10 メンチカツ
399 kcal
塩分 2.3g

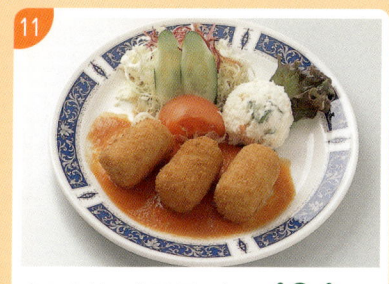

11 カニクリームコロッケ
494 kcal
塩分 2.2g

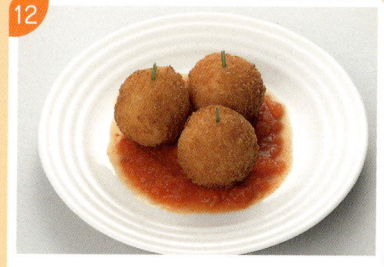

12 ライスコロッケ
639 kcal
塩分 2.0g

テイクアウト編 / 外食編 / 甘味・飲料編 / 素材編

韓国料理

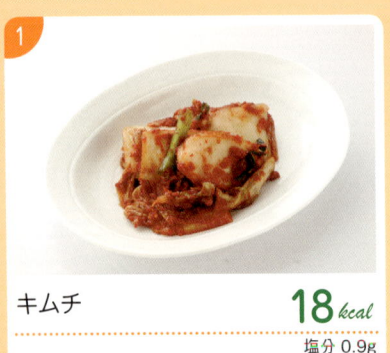

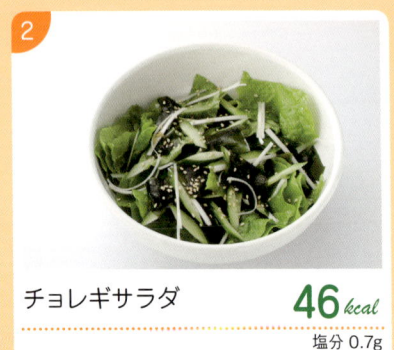

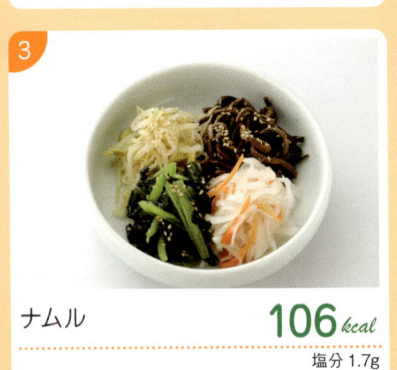

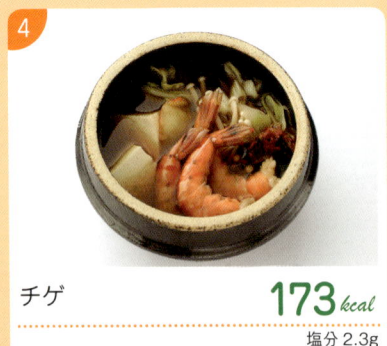

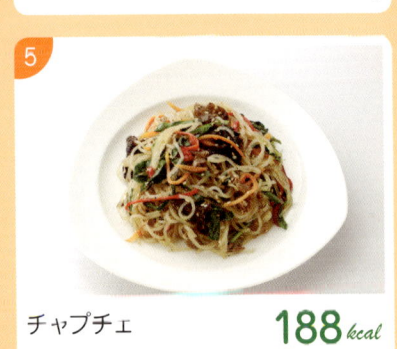

1. キムチ — 18 kcal — 塩分 0.9g
2. チョレギサラダ — 46 kcal — 塩分 0.7g
3. ナムル — 106 kcal — 塩分 1.7g
4. チゲ — 173 kcal — 塩分 2.3g
5. チャプチェ — 188 kcal — 塩分 1.7g
6. プルコギ — 242 kcal — 塩分 1.7g

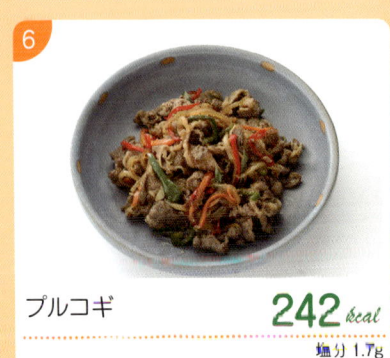

Point!
野菜をたくさん使ったメニューが多く、ビビンバやクッパなどのごはん物でも、野菜がかなりとれます。ただ、唐辛子など香辛料がきいたものはごはんやお酒が進みがちなので、要注意。

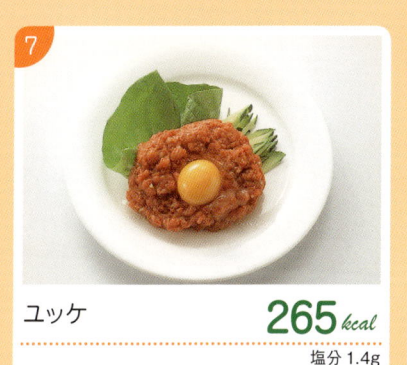

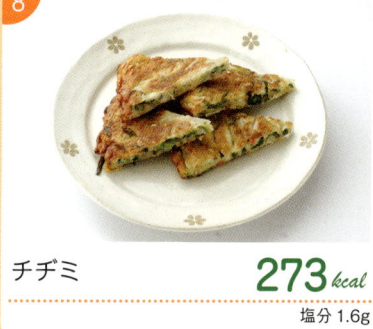

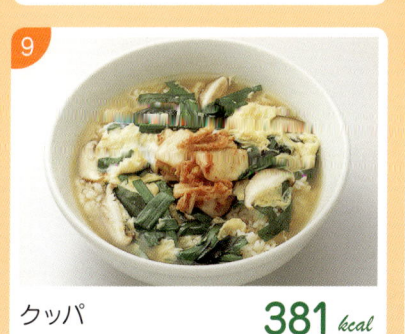

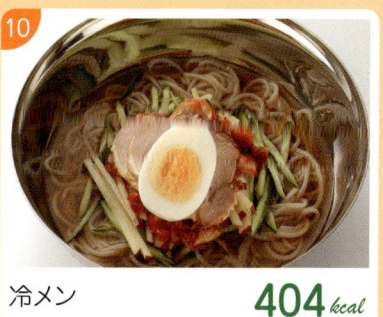

7 ユッケ **265** kcal
塩分 1.4g

8 チヂミ **273** kcal
塩分 1.6g

9 クッパ **381** kcal
塩分 2.9g

10 冷メン **404** kcal
塩分 3.5g

11 ビビンバ **550** kcal
塩分 1.7g

テイクアウト編

外食編

甘味・飲料編

素材編

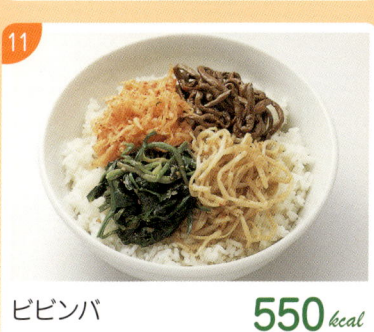

焼き肉

肉 100g

Point! カルビやタンは脂質が多いので控えめにし、野菜をいっしょにとるように心がければ、バランスよく食べられます。ホルモンはエネルギーも低めでコラーゲンが豊富なので、おすすめです。

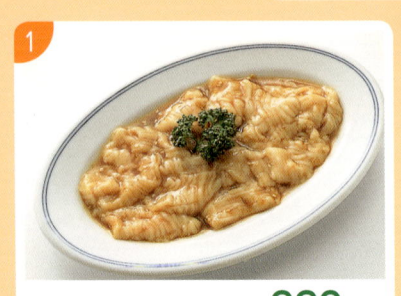

1 牛ホルモン・ミノ・たれ　**229** kcal
塩分 1.4g

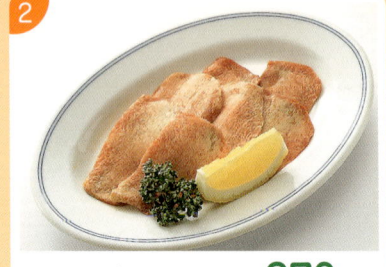

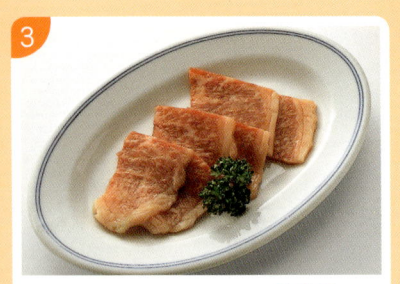

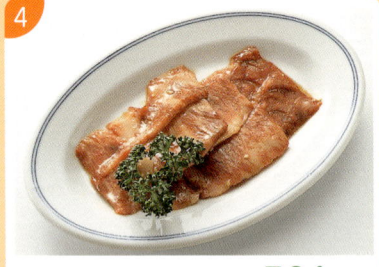

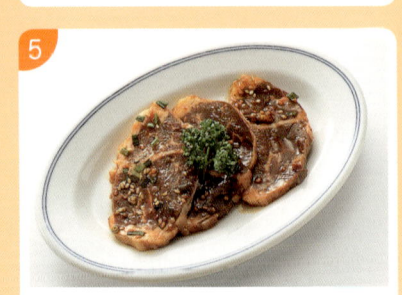

2 牛タン・塩　**270** kcal
塩分 1.4g

3 牛ロース・塩　**318** kcal
塩分 1.3g

4 牛カルビ・たれ　**501** kcal
塩分 1.4g

5 牛ハラミ・たれ　**507** kcal
塩分 1.4g

エスニック

Point! 魚介類や野菜がたくさん食べられるのでおすすめですが、いため物やカレーなどは見た目より油を使っているので、量を調節したり、大勢で分け合って食べるのもよいでしょう。

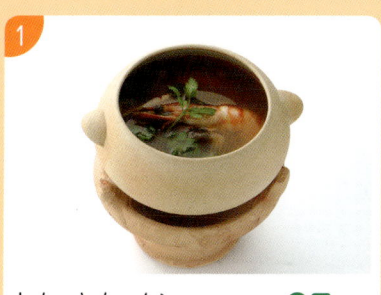

1. トム・ヤム・クン　65kcal　塩分 1.1g
2. 生春巻き　170kcal　塩分 0.7g
3. ガドガド　203kcal　塩分 1.5g
4. タンドリーチキン　274kcal　塩分 2.1g
5. フォー　458kcal　塩分 3.3g
6. タイカレー　795kcal　※ごはん 250g=420kcal　塩分 2.9g

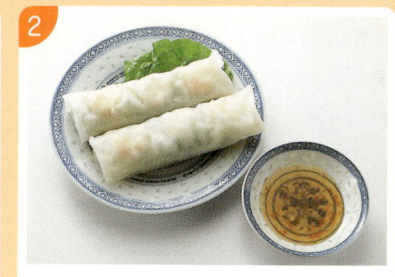

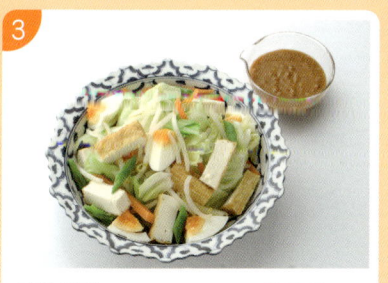

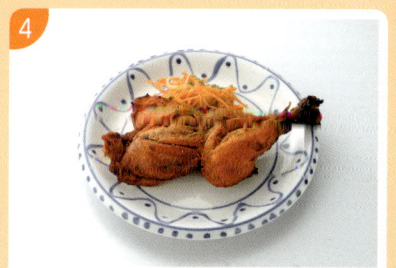

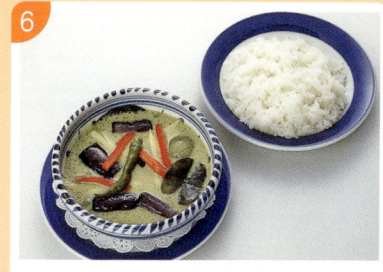

テイクアウト編 / 外食編 / 甘味・飲料編 / 素材編

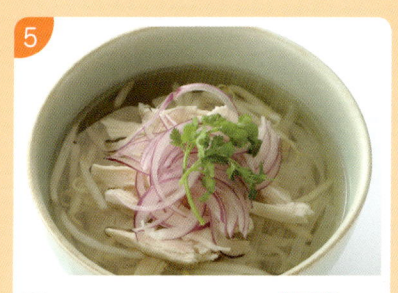

きれいにやせる外食選択術

中華料理

中国風の料理は油を使っているメニューが多いので、見た目よりもエネルギーが高くなります。食べすぎに注意しましょう

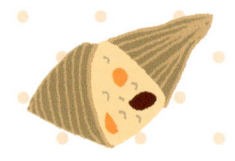

量は½〜⅓人前を目安に!

　中国風の料理は油を使っているものがほとんどで、高エネルギーです。主菜は魚介類や豆腐などを使っているものを選び、食べる量は½人前程度に、肉の料理を選んだときは⅓人前程度を目安にしましょう。この量で150〜180kcalぐらいになります。野菜料理は青菜などの緑黄色野菜を選ぶと、β-カロテン、ビタミンC、ビタミンEなどがとれます。ただし野菜料理も油を使うので、½人前ぐらいで100〜150kcalになります。

点心は主食に近いものと考える!

　ギョウザや春巻きなどの点心は、ひき肉に脂身をさらに加えてジューシーにしており、見た目よりもエネルギーが高くなります。揚げたものより蒸したもののほうがエネルギーは低くなりますが、点心はめんやごはん物などの主食に近いものと考えて、量を調節しましょう。1食を500〜600kcalにするなら主食か点心のどちらかを選ぶか、両方を控えめに。また、主食のチャーハンやめん類の代わりにごはんにすれば、ずいぶんエネルギーをおさえることができます。

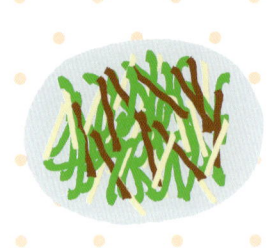

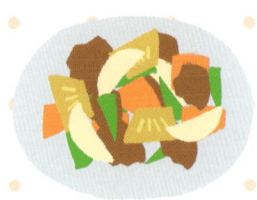

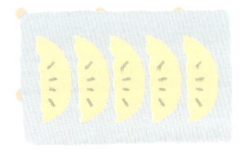

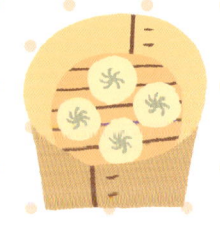

Column 2

洋食

洋食は全般的に高エネルギーです。
食べ方をくふうしたり、食べすぎたときは、
その後2～3日はエネルギーを控え、
積極的に体を動かして調節しましょう。

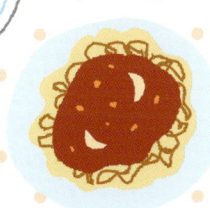

主菜の肉、魚介は脂質の少ないものを選ぶ!

　肉や魚は、脂質がどのぐらい含まれるかによってエネルギーに差が出ます。たとえばサーロインステーキは100gあたり418kcalですが、ヒレステーキなら100gあたり270kcalです。またフライ料理になることが多いエビ、貝類、白身魚などは、素材自体のエネルギーよりも、衣、揚げ油、ソースからのエネルギーのほうが高いことも。衣の薄いから揚げのようなものを選び、ソースの代わりにレモンなどで食べるようにしましょう。

主食とスープの組み合わせでくふうする!

　ごはんは脂質が少なくほかの主食よりもボリュームがあるので、満腹感が得られます。一方、パンやパスタだとバターやオリーブ油を使うので、エネルギーが高くなります。
　スープはクリーム味よりコンソメやトマト味のほうが100kcalぐらいエネルギーが低くなります。

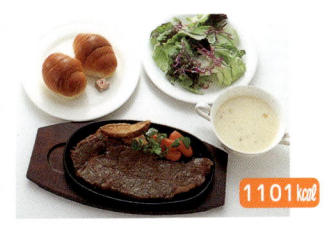

例1　サーロインステーキセット　1101kcal
サーロインステーキ150g……612kcal
つけ合わせ野菜……87kcal
スープ……132kcal
サラダ(ドレッシングを含まず)……5kcal
パン60g……190kcal
バター10g……75kcal

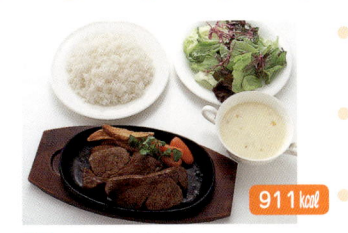

例2　ヒレステーキセット　911kcal
ヒレステーキ130g……351kcal
つけ合わせ野菜……87kcal
スープ……132kcal
サラダ(ドレッシングを含まず)……5kcal
ごはん200g……336kcal

きれいにやせる外食選択術　Column 2

居酒屋

酒類はそれ自体もエネルギーがありますし、
食欲が出てしまい、つい食べすぎてしまう点に注意しましょう。

低エネルギー＆ヘルシーをポイントにおつまみを選ぶ！

例はどちらも鶏肉の料理を選んでいますが、例1のから揚げは、例2の焼きとりに比べエネルギーは倍以上に。おすすめは、刺し身、焼き魚、煮魚、冷ややっこなどです。

ビタミンがとれる野菜・芋類はかならずとりましょう。例1のポテトサラダはマヨネーズが多く高エネルギーなうえ、ビタミン類があまりとれません。フライドポテトも同様です。青菜、かぼちゃ、ブロッコリー、トマトなどの緑黄色野菜を選ぶようにしましょう。

最後にめん類やごはん物が食べたくなりますが、食べてしまうと1000kcal以上に。甘いデザートもがまん！

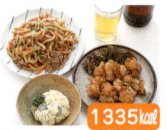

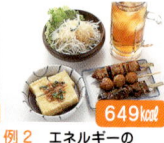

例1　エネルギーの高い組み合わせ　1335kcal
- ビール大びん……253kcal
- 鶏のから揚げ……342kcal
- ポテトサラダ……206kcal
- 焼きうどん……534kcal

例2　エネルギーの低い組み合わせ　649kcal
- ウーロンハイ……146kcal
- 焼きとり3本……166kcal
- 揚げ出し豆腐……242kcal
- 大根サラダ……95kcal

テイクアウト・外食で不足しがちな栄養素②

テイクアウトや外食を利用することが多い人は、カルシウムや食物繊維が不足しやすいので、できるだけ以下のおすすめの食品を使った料理を選びましょう。

	特徴	おすすめの食品	一食分の含有量	(目安量)
カルシウム	乳・乳製品、大豆製品、小魚、緑黄色野菜などに多く含まれています。吸収率があまりよくない栄養素のため、たんぱく質や乳・乳製品、クエン酸、ビタミンD、ビタミンKといっしょにとるのが有効です。	エメンタールチーズ	360mg	(30g)
		ワカサギ（5尾）	338mg	(75g)
		厚揚げ（½丁）	300mg	(125g)
		牛乳	231mg	(210g)
		イワシ（丸干し、2尾）	220mg	(50g)
		モロヘイヤ	208mg	(80g)
		小松菜	136mg	(80g)
		もめん豆腐（⅓丁）	120mg	(100g)
食物繊維	豆・豆製品、野菜、海藻、きのこ、芋、穀類などに多く含まれています。腸の働きを活発にし、便秘を予防・解消したり、また腸の菌そうを健康にして免疫力を高める働きもあります。	花豆（乾）	8.0mg	(80g)
		水煮いんげん豆	6.7mg	(50g)
		ひじき（乾）	4.3mg	(10g)
		枝豆	4.0mg	(80g)
		ブロッコリ	3.5mg	(80g)
		ライ麦パン	3.4mg	(60g)
		ごぼう	2.9mg	(50g)
		茎わかめ	2.6mg	(50g)

『五訂増補　外食のカロリーガイド』（女子栄養大学出版部）より

甘味・飲料編

和洋菓子、スナックなどの菓子類のほか、
コーヒー、ジュース、アルコールなど嗜好飲料を集めています。
すべて余剰エネルギーと考えて、
節度を守って楽しみましょう。

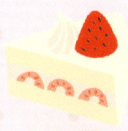

Caramel
22kcal

Cake
378kcal

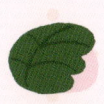

Kashiwa mochi
134kcal

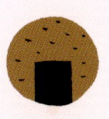

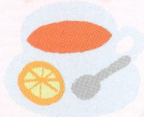

Senbei
85kcal

Tea
2kcal

ケーキ・洋菓子

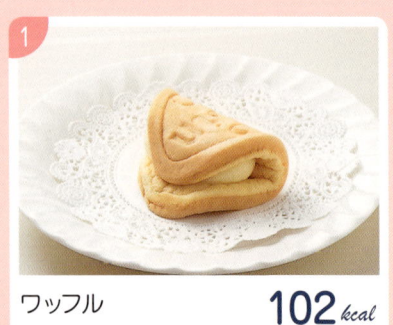

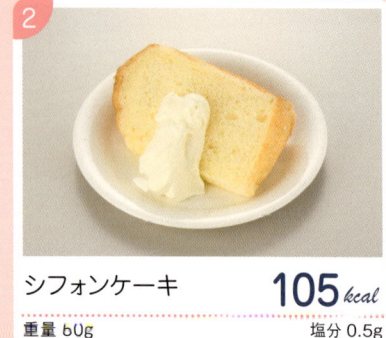

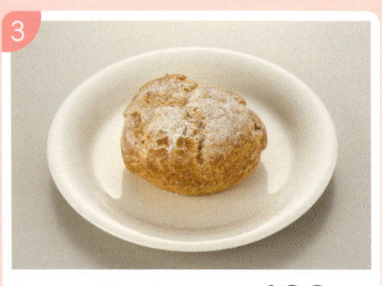

1 ワッフル
102 kcal
重量 40g　塩分 0.1g

2 シフォンケーキ
105 kcal
重量 60g　塩分 0.5g

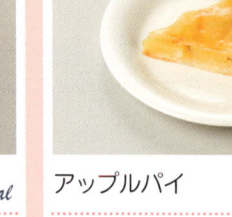

3 シュークリーム
192 kcal
重量 80g　塩分 0.2g

4 アップルパイ
213 kcal
重量 70g　塩分 0.5g

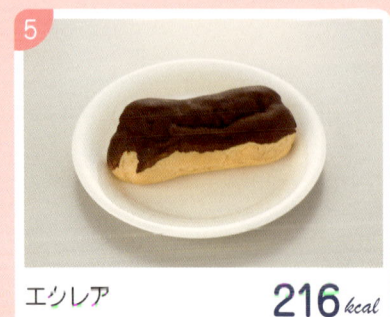

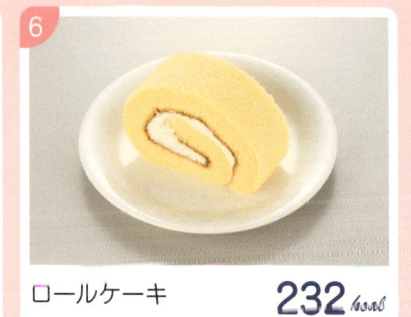

5 エクレア
216 kcal
重量 60g　塩分 0.1g

6 ロールケーキ
232 kcal
重量 70g　塩分 0.1g

Point! 生地にバターが練り込まれているパイや生クリーム、バタークリーム、チョコレート系は高エネルギー。おやつは1日200kcal以内が目安なので、ケーキが大好きな人は3日に1個を楽しむようにしてはどうでしょう。

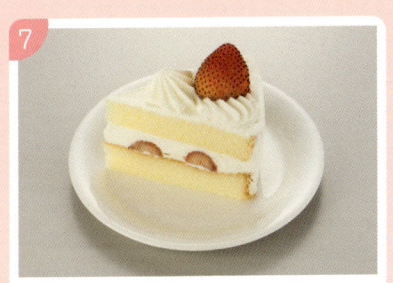

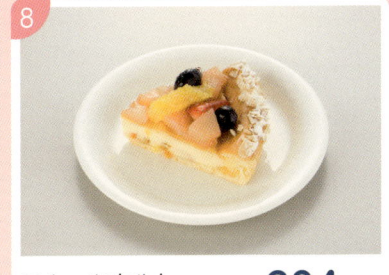

7 ショートケーキ
378 kcal
重量 110g　　塩分 0.2g

8 フルーツタルト
384 kcal
重量 115g　　塩分 0.1g

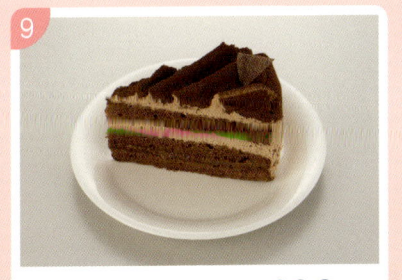

9 チョコレートケーキ
480 kcal
重量 100g　　塩分 0.2g

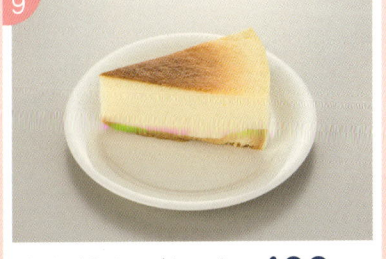

9 ベイクドチーズケーキ
480 kcal
重量 140g　　塩分 0.5g

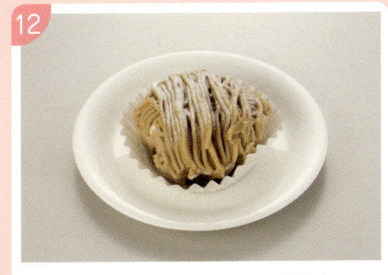

11 ミルクレープ
502 kcal
重量 135g　　塩分 0.3g

12 モンブラン
511 kcal
重量 140g　　塩分 0.1g

テイクアウト編　外食編　甘味・飲料編　素材編

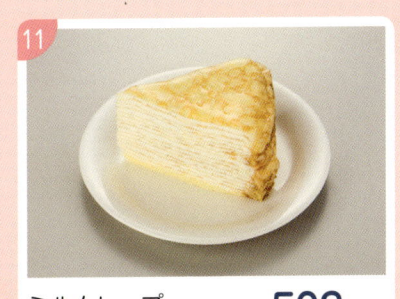

ゼリー・プリン・アイスクリーム

Point! アイスクリームはラクトアイス<アイスミルク<アイスクリームの順に、高エネルギー。ダイエット中はフルーツゼリーが安心です。プリンは濃厚なものは生クリームの割合が多いので、高エネルギーです。

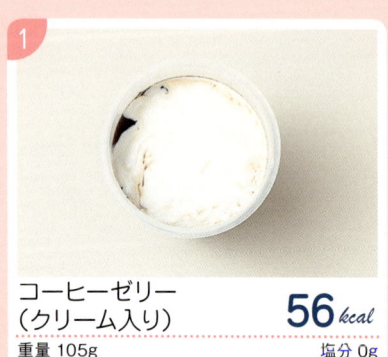

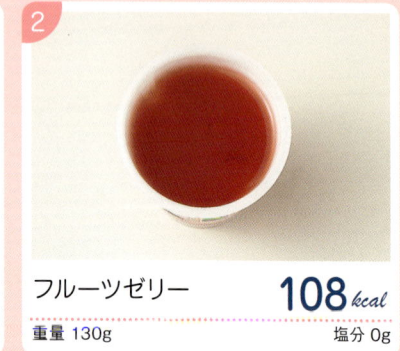

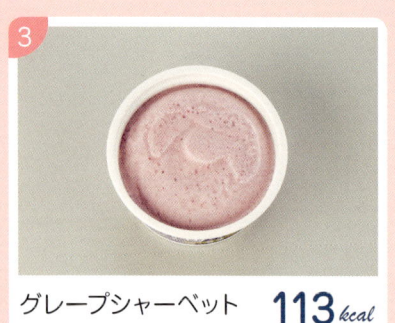

1 コーヒーゼリー（クリーム入り） **56** kcal
重量 105g　　塩分 0g

2 フルーツゼリー **108** kcal
重量 130g　　塩分 0g

3 グレープシャーベット **113** kcal
重量 115g　　塩分 0g

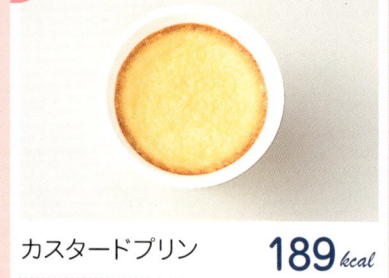

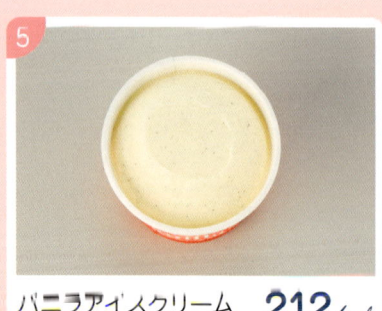

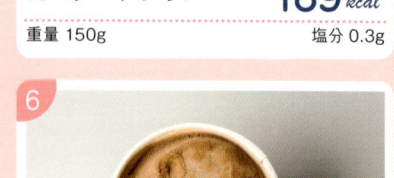

4 カスタードプリン **189** kcal
重量 150g　　塩分 0.3g

5 バニラアイスクリーム **212** kcal
重量 100g　　塩分 0.2g

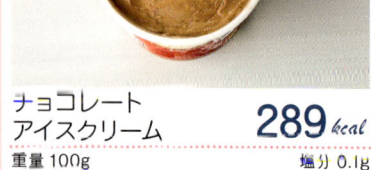

6 チョコレートアイスクリーム **289** kcal
重量 100g　　塩分 0.1g

あんみつ・ぜんざい

Point! ダイエット中ならシンプルなみつ豆がおすすめ。寒天や豆は食物繊維が多いので、満足感も得られます。アイスクリームや生クリームが入るものは高エネルギーに。空腹時に食べると太りやすいので気をつけましょう。

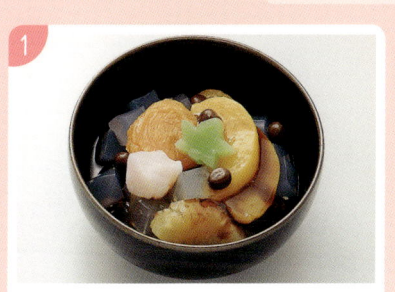

1 みつ豆
189 kcal
塩分 0.1g

2 あんみつ
247 kcal
塩分 0.1g

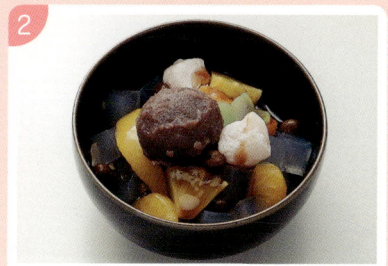

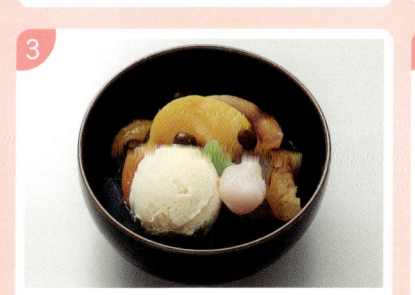

3 クリームみつ豆
295 kcal
塩分 0.2g

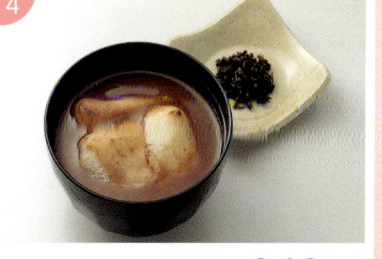

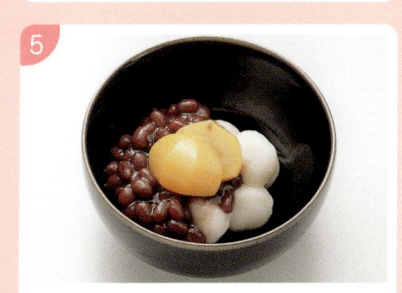

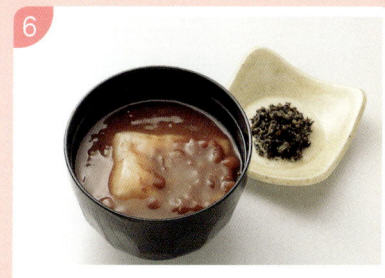

4 おしるこ
342 kcal
塩分 0.4g

5 小倉白玉
358 kcal
塩分 0.2g

6 ぜんざい
363 kcal
塩分 0.4g

和菓子

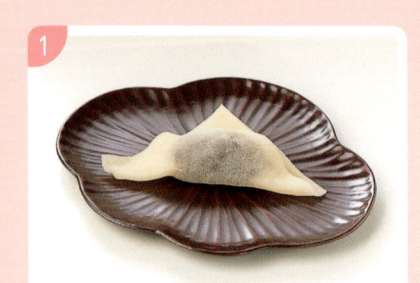

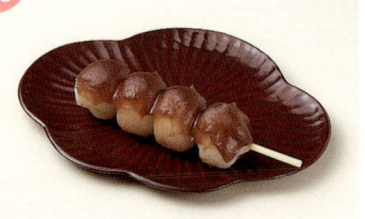

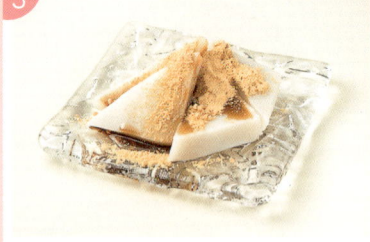

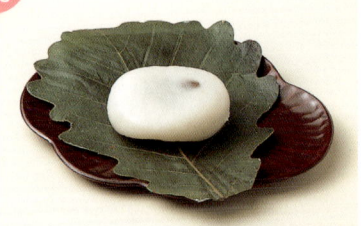

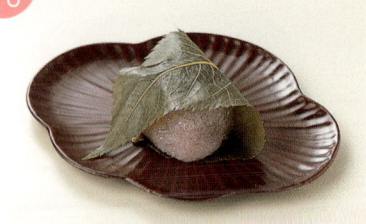

1 あん入り生八橋
70 kcal
重量 25g　　塩分 0g

2 串団子・しょうゆ
118 kcal
重量 60g　　塩分 0.4g

3 串団子・あん
131 kcal
重量 65g　　塩分 0g

3 くずもち
131 kcal
重量 90g　　塩分 0g

5 柏もち
134 kcal
重量 65g　　塩分 0.1g

6 桜もち・関西風
140 kcal
重量 70g　　塩分 0.1g

Point! 洋菓子に比べて脂質やエネルギーが少ないので、甘いものが食べたいときは和菓子がおすすめ。ただし、クリームやカステラなどはエネルギーが上がるので気をつけましょう。

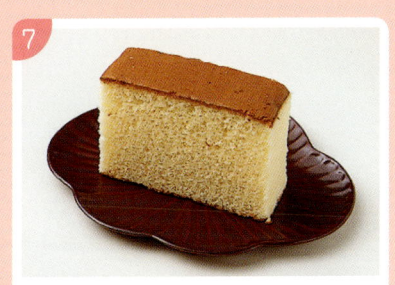

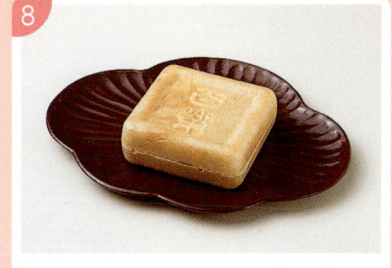

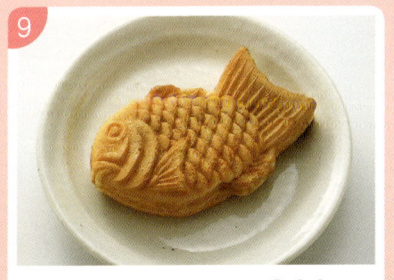

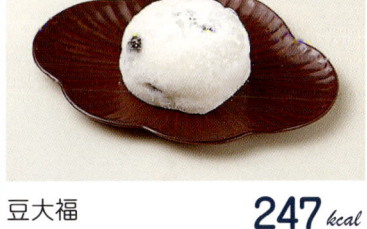

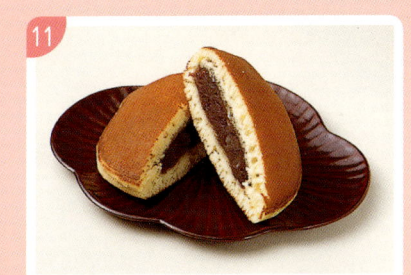

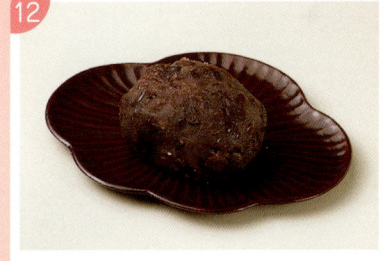

7 カステラ
160 kcal
重量 50g　　塩分 0.1g

8 もなか
171 kcal
重量 60g　　塩分 0g

9 たい焼き
211 kcal
重量 90g　　塩分 0.1g

10 豆大福
247 kcal
重量 105g　　塩分 0.1g

11 どら焼き
256 kcal
重量 90g　　塩分 0.3g

12 おはぎ
316 kcal
重量 125g　　塩分 0g

テイクアウト編 / 外食編 / 甘味・飲料編 / 素材編

スナック菓子

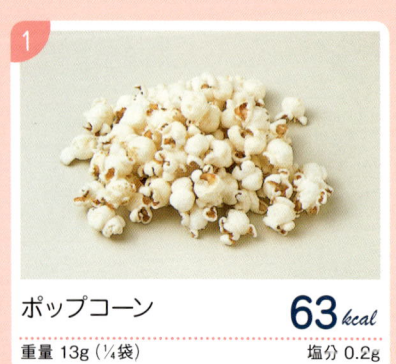

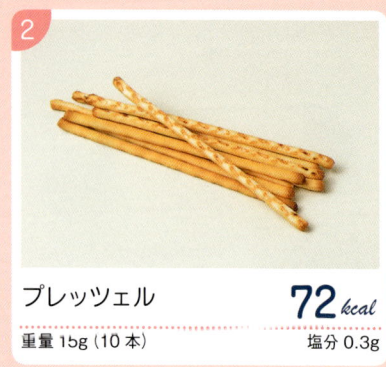

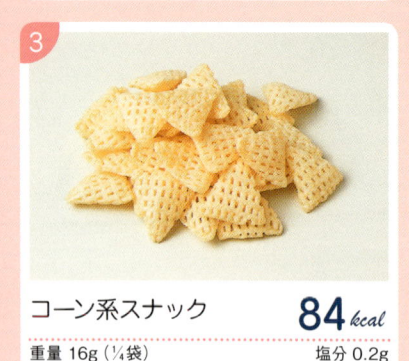

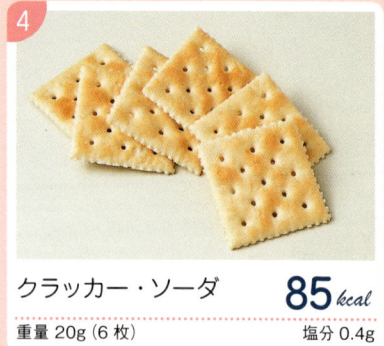

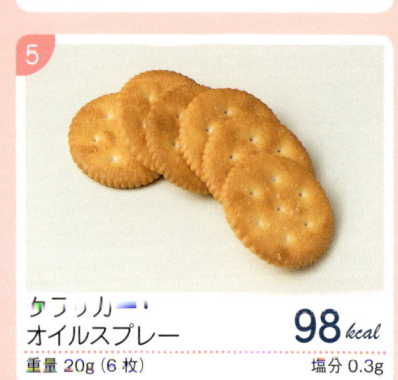

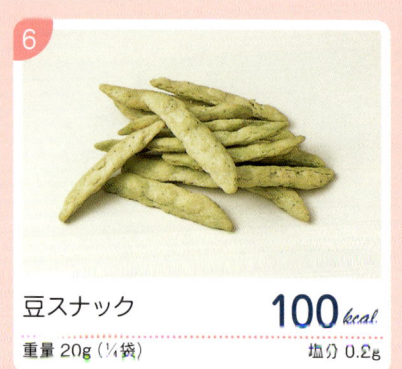

1 ポップコーン
63 kcal
重量 13g（¼袋）　　塩分 0.2g

2 プレッツェル
72 kcal
重量 15g（10本）　　塩分 0.3g

3 コーン系スナック
84 kcal
重量 16g（¼袋）　　塩分 0.2g

4 クラッカー・ソーダ
85 kcal
重量 20g（6枚）　　塩分 0.4g

5 クラッカー・オイルスプレー
98 kcal
重量 20g（6枚）　　塩分 0.3g

6 豆スナック
100 kcal
重量 20g（¼袋）　　塩分 0.2g

Point! ポテトチップスは1袋約500kcalあり、ごはん茶わん2.5杯分、刺し身定食1食分に相当します。袋から直接食べないで、小皿に20～30g出して食べるようにしましょう。

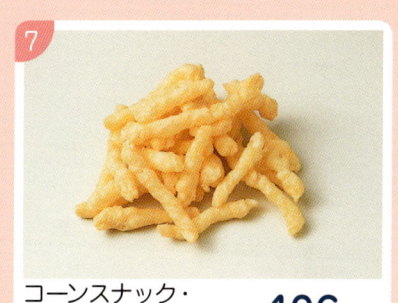

7 コーンスナック・チーズ味
106 kcal
重量 20g (¼袋)　塩分 0.4g

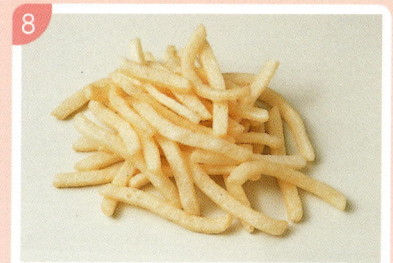

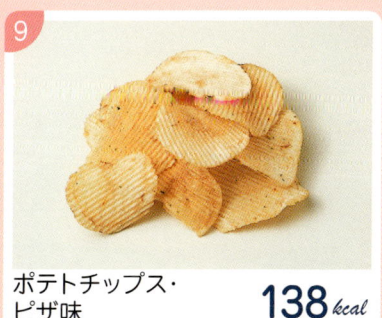

8 ポテトスナック
123 kcal
重量 25g (¼袋)　塩分 0.4g

9 ポテトチップス・ピザ味
138 kcal
重量 25g (¼袋)　塩分 0.3g

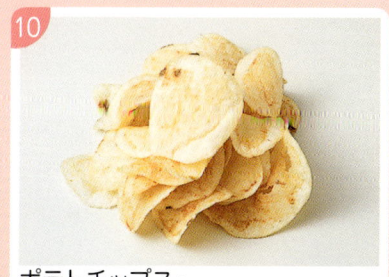

10 ポテトチップス・塩味
139 kcal
重量 25g (¼袋)　塩分 0.3g

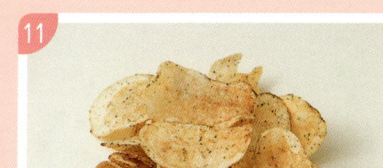

11 ポテトチップス・のり塩味
143 kcal
重量 25g (¼袋)　塩分 0.3g

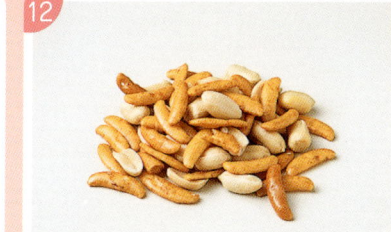

12 柿の種ピーナッツ入り
147 kcal
重量 30g　塩分 0.3g

テイクアウト編 / 外食編 / 甘味・飲料編 / 素材編

クッキー

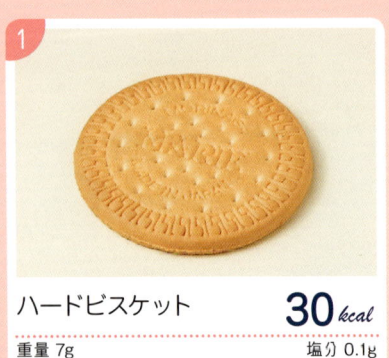

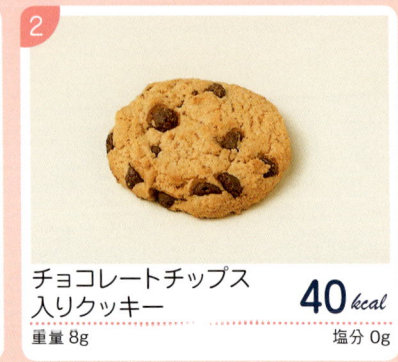

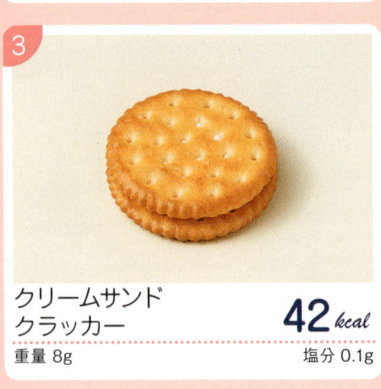

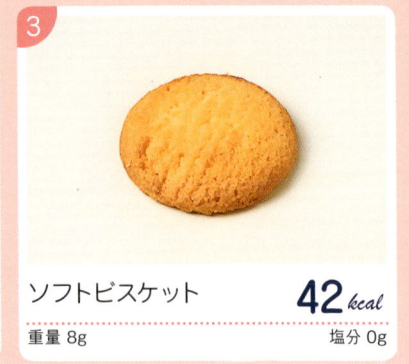

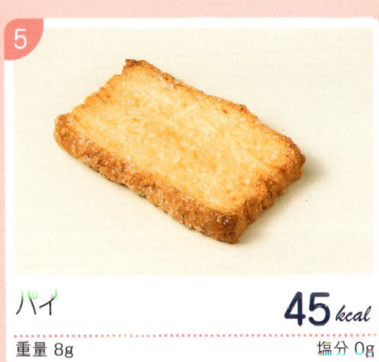

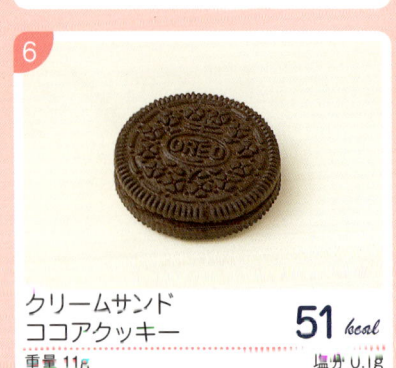

1 ハードビスケット
30 kcal
重量 7g　　塩分 0.1g

2 チョコレートチップス入りクッキー
40 kcal
重量 8g　　塩分 0g

3 クリームサンドクラッカー
42 kcal
重量 8g　　塩分 0.1g

3 ソフトビスケット
42 kcal
重量 8g　　塩分 0g

5 パイ
45 kcal
重量 8g　　塩分 0g

6 クリームサンドココアクッキー
51 kcal
重量 11g　　塩分 0.1g

Point! クッキーは小麦粉とバターが主材料です。3枚、4枚と食べ続けるとたちまちエネルギーはごはん1杯分に。始めに食べる量を決めて、お皿に出しておくとよいでしょう。

7 ラングドシャクッキー 54 kcal
重量 10g　塩分 0g

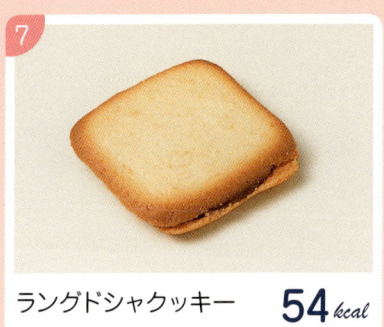

8 チョコレートコーティングクッキー 59 kcal
重量 12g　塩分 0.2g

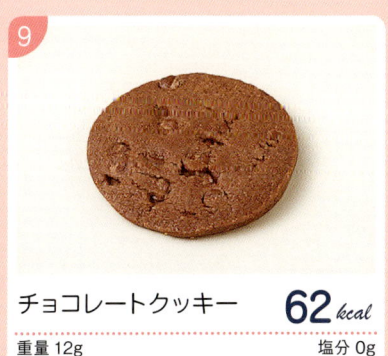

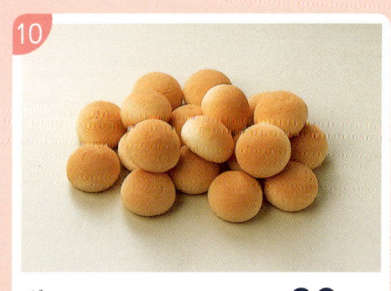

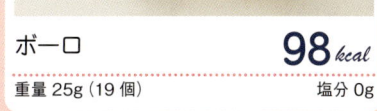

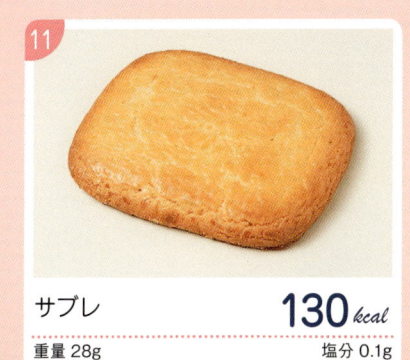

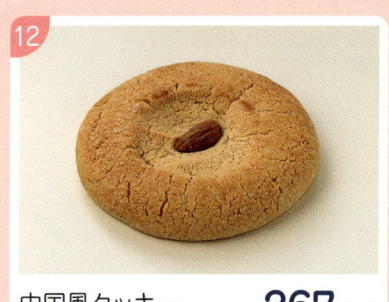

9 チョコレートクッキー 62 kcal
重量 12g　塩分 0g

10 ボーロ 98 kcal
重量 25g (19個)　塩分 0g

11 サブレ 130 kcal
重量 28g　塩分 0.1g

12 中国風クッキー 267 kcal
重量 50g　塩分 0.1g

せんべい

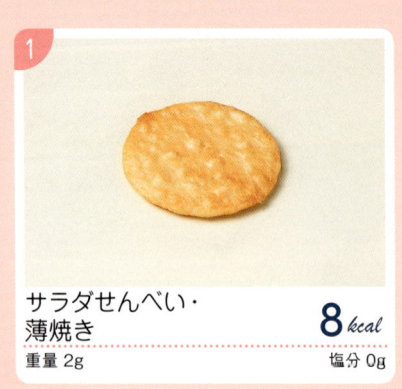

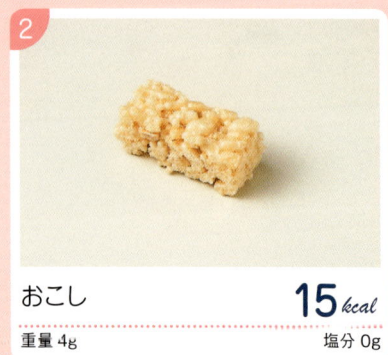

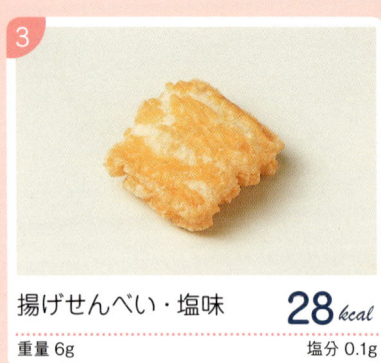

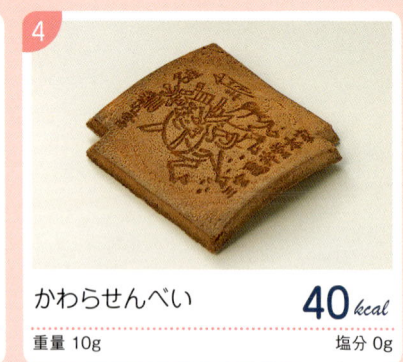

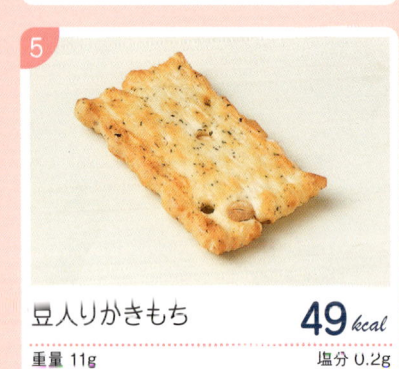

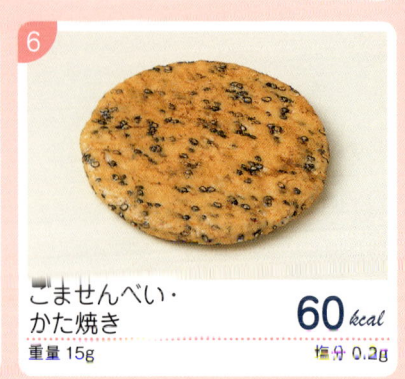

1
サラダせんべい・薄焼き **8** kcal
重量 2g　　塩分 0g

2
おこし **15** kcal
重量 4g　　塩分 0g

3
揚げせんべい・塩味 **28** kcal
重量 6g　　塩分 0.1g

4
かわらせんべい **40** kcal
重量 10g　　塩分 0g

5
豆入りかきもち **49** kcal
重量 11g　　塩分 0.2g

6
ごませんべい・かた焼き **60** kcal
重量 15g　　塩分 0.2g

> **Point!** せんべい自体には砂糖や油脂はほとんど含まれていません。米が原料のため、炭水化物中心でエネルギー源になります。砂糖がついたものや揚げたものは高エネルギーです。

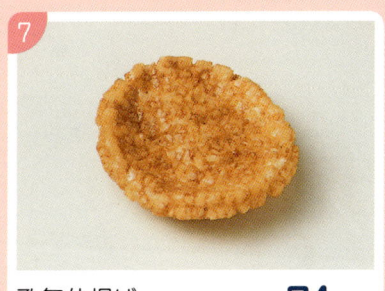

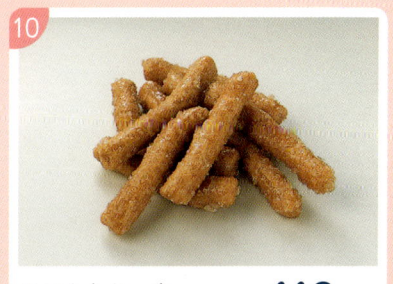

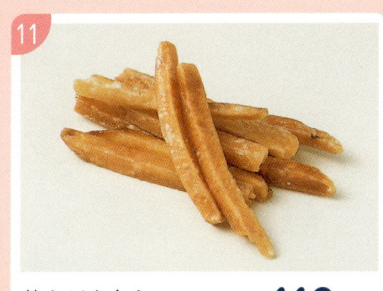

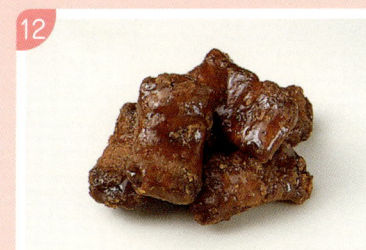

7 歌舞伎揚げ — **74** kcal
重量 14g　　塩分 0.2g

8 ざらめせんべい・かた焼き — **77** kcal
重量 20g　　塩分 0.3g

9 しょうゆせんべい・かた焼き — **85** kcal
重量 23g　　塩分 0.5g

10 かりんとう・白 — **112** kcal
重量 25g(10本)　　塩分 0g

11 芋かりんとう — **119** kcal
重量 25g(10本)　　塩分 0g

12 かりんとう — **185** kcal
重量 42g(5個)　　塩分 0g

テイクアウト編 / 外食編 / 甘味・飲料編 / 素材編

チョコレート菓子

Point! 板チョコは¾枚、チョコレートポッキーは20本、アーモンドチョコレートならば9個でごはん約1杯分のエネルギーに。小皿に出して食べ、食べすぎを予防しましょう。

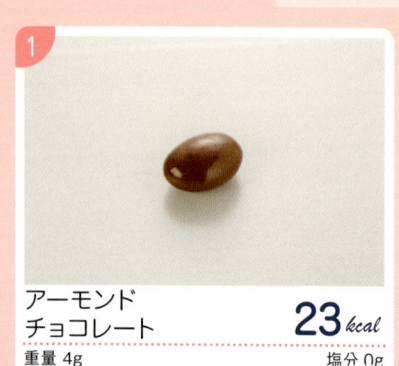

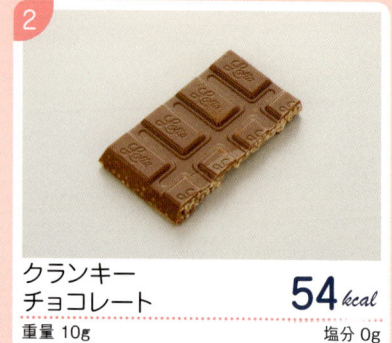

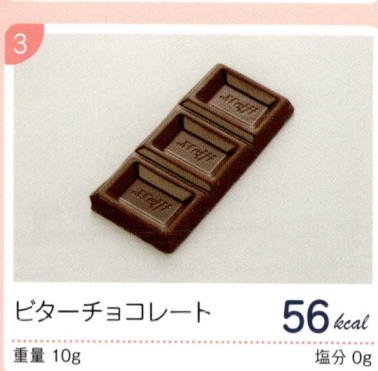

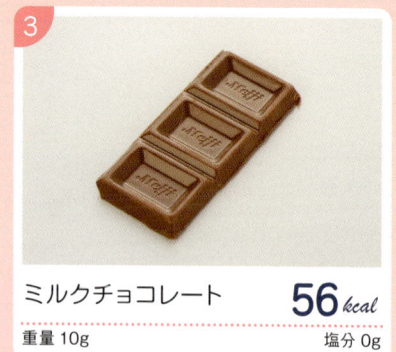

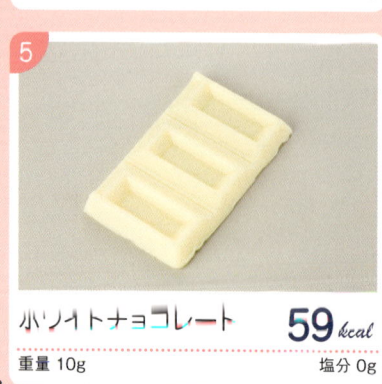

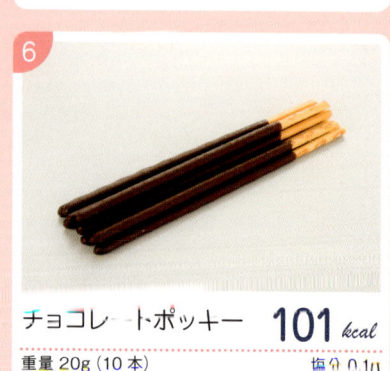

1 アーモンドチョコレート
23 kcal
重量 4g　　塩分 0g

2 クランキーチョコレート
54 kcal
重量 10g　　塩分 0g

3 ビターチョコレート
56 kcal
重量 10g　　塩分 0g

3 ミルクチョコレート
56 kcal
重量 10g　　塩分 0g

5 ホワイトチョコレート
59 kcal
重量 10g　　塩分 0g

6 チョコレートポッキー
101 kcal
重量 20g（10本）　　塩分 0.1g

あめ・キャラメル・ガム

Point! キャラメルやあめはもちろん、ガムにもエネルギーがあります。エネルギーの中心は砂糖です。おやつは1日200kcal以内におさえたいもの。キャラメルだから、と油断は禁物。

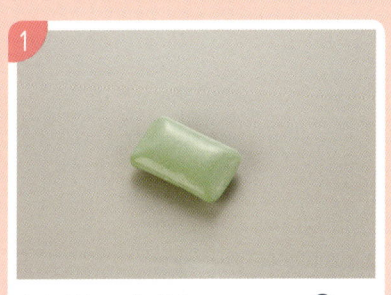

1 キシリトールガム　**6** kcal
重量 1.5g　　塩分 0g

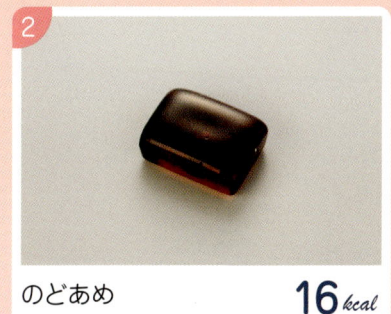

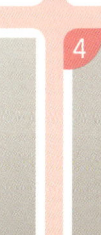

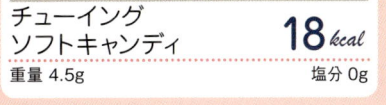

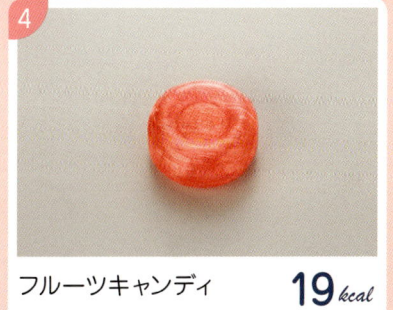

2 のどあめ　**16** kcal
重量 4g　　塩分 0g

3 チューイングソフトキャンディ　**18** kcal
重量 4.5g　　塩分 0g

4 フルーツキャンディ　**19** kcal
重量 5g　　塩分 0g

5 黒糖キャラメル　**21** kcal
重量 5g　　塩分 0g

6 ミルクキャラメル　**22** kcal
重量 5g　　塩分 0g

テイクアウト編 / 外食編 / 甘味・飲料編 / 素材編

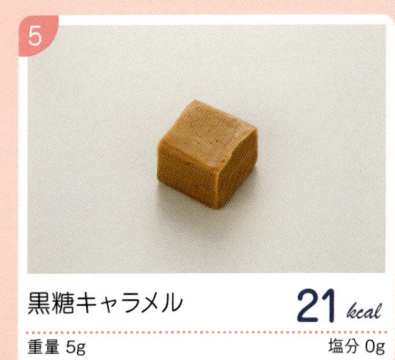

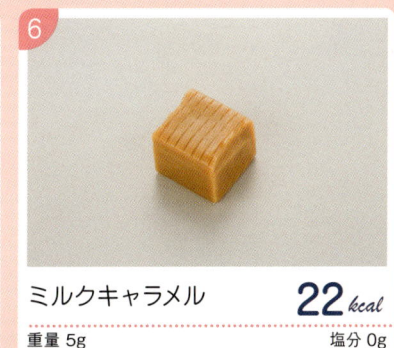

コーヒー・紅茶・ココアほか

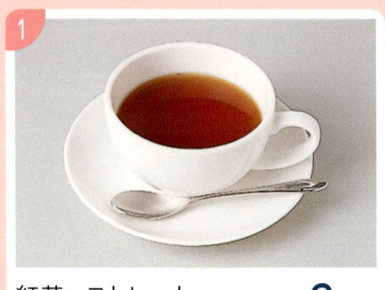

1
紅茶・ストレート **2** kcal
150㎖　　　塩分 0g

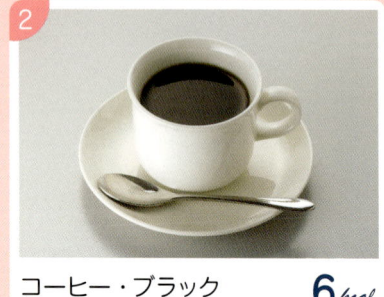

2
コーヒー・ブラック **6** kcal
150㎖　　　塩分 0g

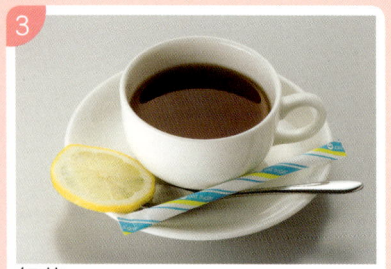

3
紅茶・砂糖・レモン入り **18** kcal
150㎖　　　塩分 0g

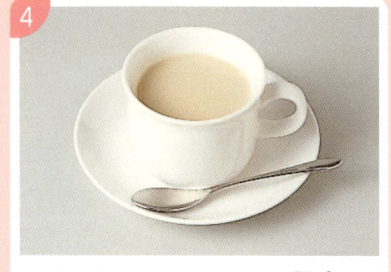

4
カフェオレ **54** kcal
150㎖　　　塩分 0.1g

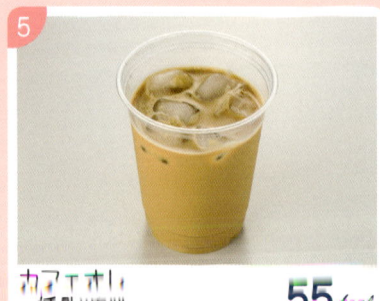

5
カフェオレ・低脂肪乳 **55** kcal
350㎖　　　塩分 0.1g

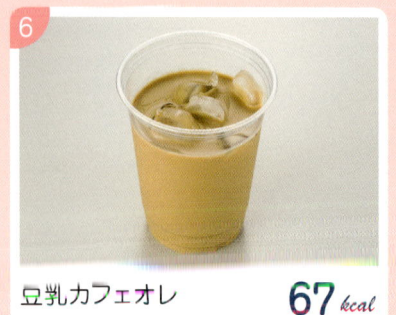

6
豆乳カフェオレ **67** kcal
350㎖　　　塩分 0.1g

Point! コーヒーや紅茶そのもののエネルギーはごくわずかです。加える砂糖やミルクなどの量でエネルギーの調節を。生クリームやチョコレートをかけたものは、その分エネルギーが高くなります。

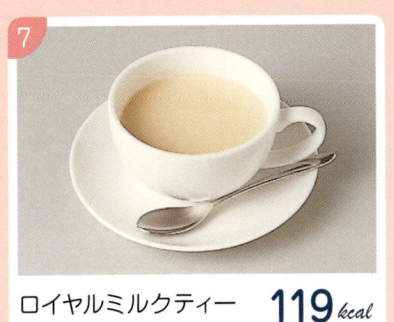

7 ロイヤルミルクティー **119** kcal
200㎖　　塩分 0.2g

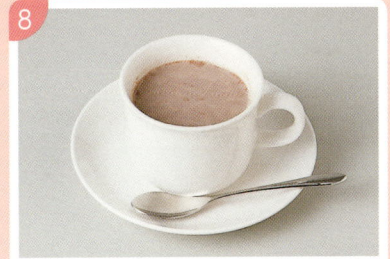

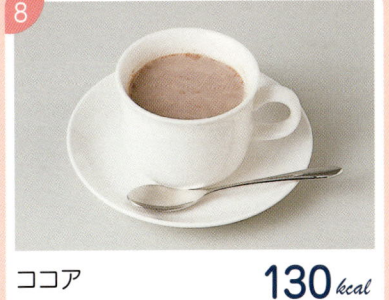

8 ココア **130** kcal
150㎖　　塩分 0.2g

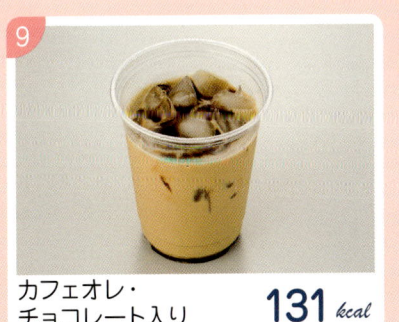

9 カフェオレ・チョコレート入り **131** kcal
350㎖　　塩分 0.1g

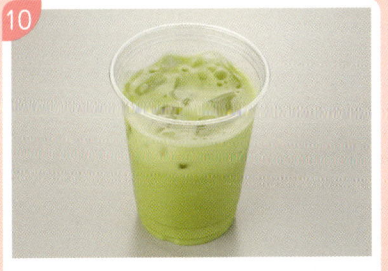

10 抹茶ミルク **229** kcal
350㎖　　塩分 0.4g

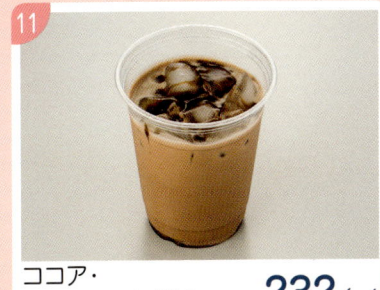

11 ココア・チョコレートがけ **232** kcal
350㎖　　塩分 0.2g

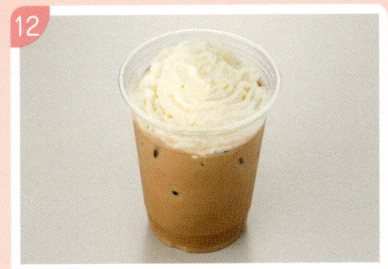

12 ココア・生クリームのせ **255** kcal
350㎖　　塩分 0.2g

ジュース

Point! ジュースのエネルギーのほとんどは、糖分由来のもので、コップ1杯（200㎖）あたりティースプーン4～6杯の砂糖が含まれています。飲むときは1日にコップ1杯（200㎖）を限度に。

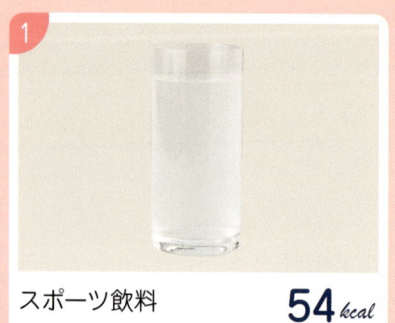

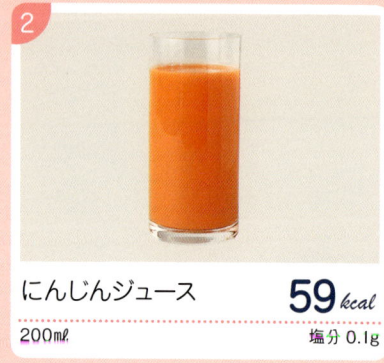

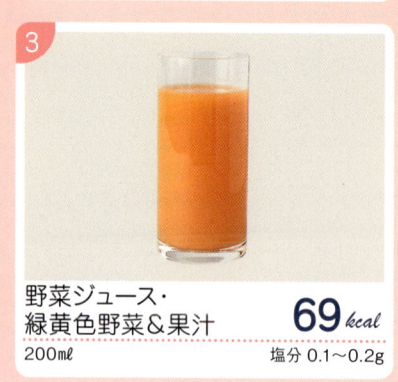

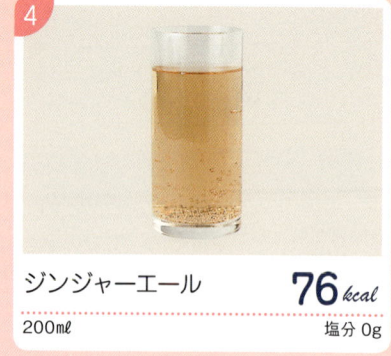

1 スポーツ飲料　**54** kcal
200㎖　塩分 0.2g

2 にんじんジュース　**59** kcal
200㎖　塩分 0.1g

3 野菜ジュース・緑黄色野菜＆果汁　**69** kcal
200㎖　塩分 0.1～0.2g

4 ジンジャーエール　**76** kcal
200㎖　塩分 0g

5 みかんジュース・ストレート　**86** kcal
200㎖　塩分 0g

6 りんごジュース・ストレート　**92** kcal
200㎖　塩分 0g

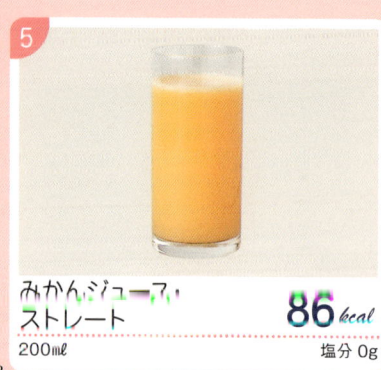

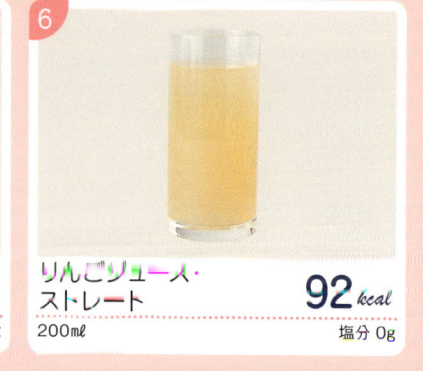

ビール類

Point! ビールは酒類の中ではアルコール度数が低く、同量ならば日本酒やワインより低エネルギーです。しかし、飲む量と、つまみを合わせるとその限りではありません。

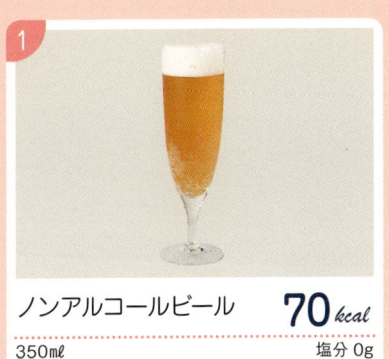

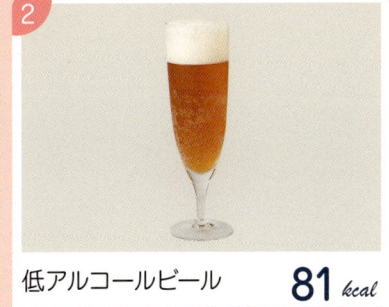

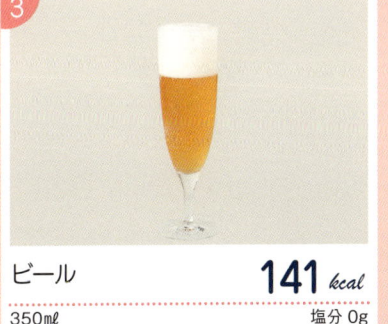

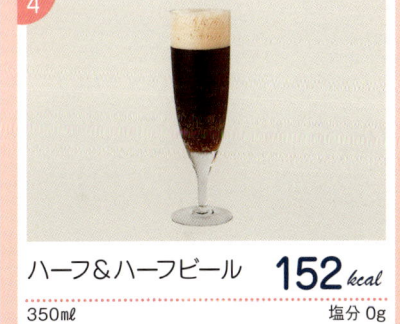

1 ノンアルコールビール　70 kcal
350㎖　　塩分 0g

2 低アルコールビール　81 kcal
350㎖　　塩分 0g

3 ビール　141 kcal
350㎖　　塩分 0g

4 ハーフ&ハーフビール　152 kcal
350㎖　　塩分 0g

5 発泡酒　159 kcal
350㎖　　塩分 0g

6 黒ビール　163 kcal
350㎖　　塩分 0g

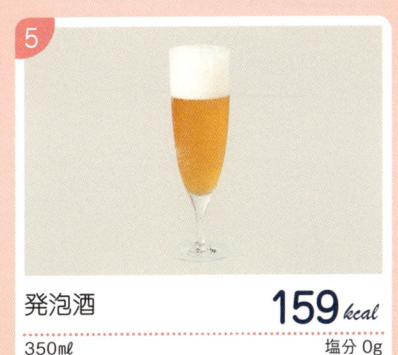

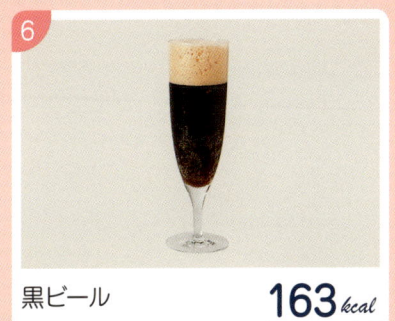

ワイン・カクテルほか

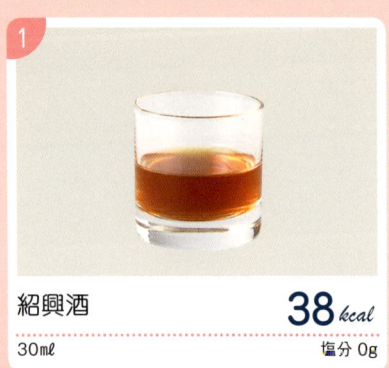

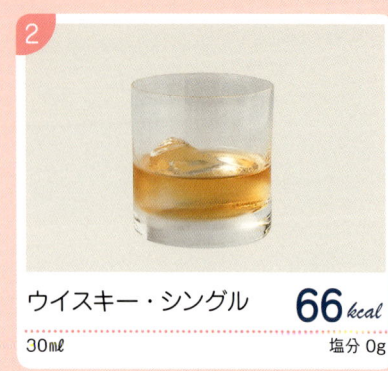

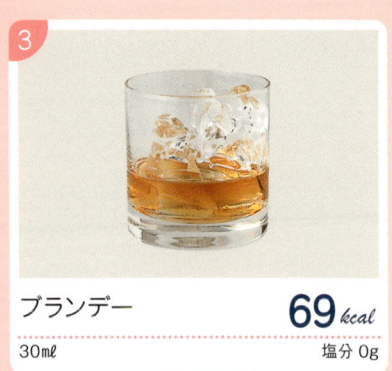

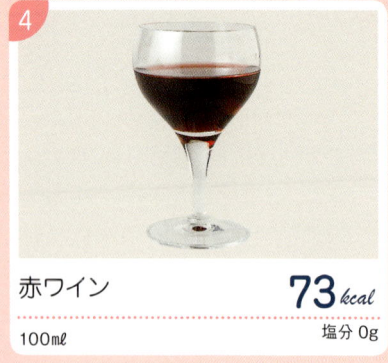

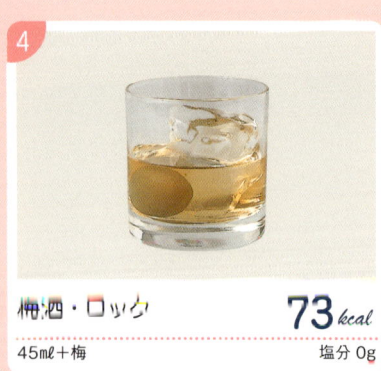

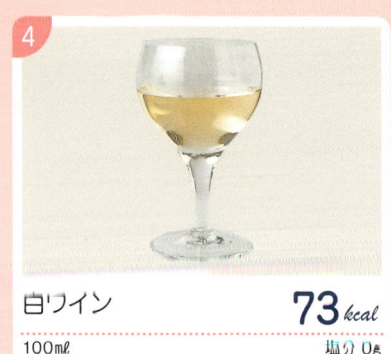

1 紹興酒 **38** kcal
30ml　　塩分 0g

2 ウイスキー・シングル **66** kcal
30ml　　塩分 0g

3 ブランデー **69** kcal
30ml　　塩分 0g

4 赤ワイン **73** kcal
100ml　　塩分 0g

4 梅酒・ロック **73** kcal
45ml＋梅　　塩分 0g

4 白ワイン **73** kcal
100ml　　塩分 0g

Point! アルコール度数が高いほど高エネルギーとなります。カクテルは、ベースになる酒がアルコール度数の高いものや甘味の強いリキュールを使っているものは、少量でも高エネルギー。

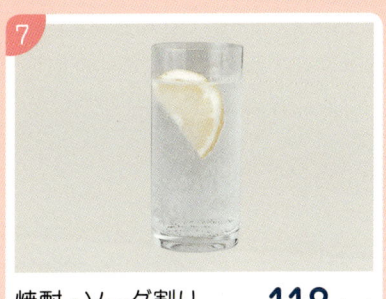

7 焼酎・ソーダ割り
118 kcal
200mℓ　塩分 0g

8 ジンフィズ
126 kcal
150mℓ　塩分 0g

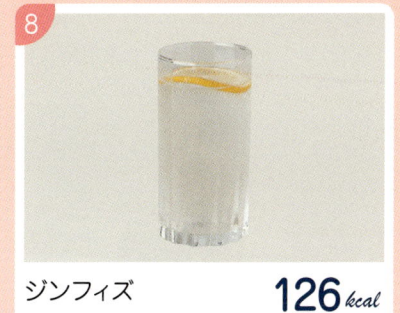

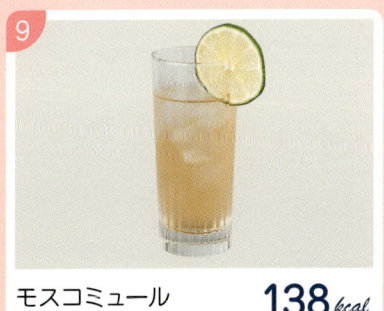

9 モスコミュール
138 kcal
150mℓ　塩分 0g

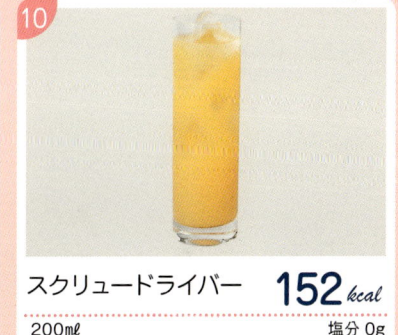

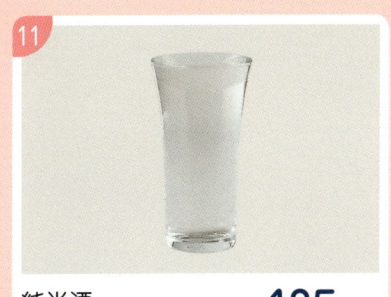

10 スクリュードライバー
152 kcal
200mℓ　塩分 0g

11 純米酒
185 kcal
180mℓ　塩分 0g

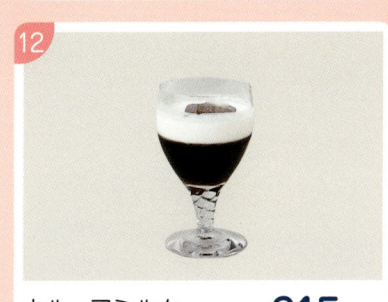

12 カルーアミルク
215 kcal
60mℓ　塩分 0g

テイクアウト編　外食編　甘味・飲料編　素材編

きれいにやせる 甘味・飲料選択術

80kcalの甘味・飲料ガイド

成人女性の平均的なエネルギー消費量は1時間あたり80kcal程度です。甘いおやつも飲料も、これを目安にして調整すれば、食べすぎが防げます。

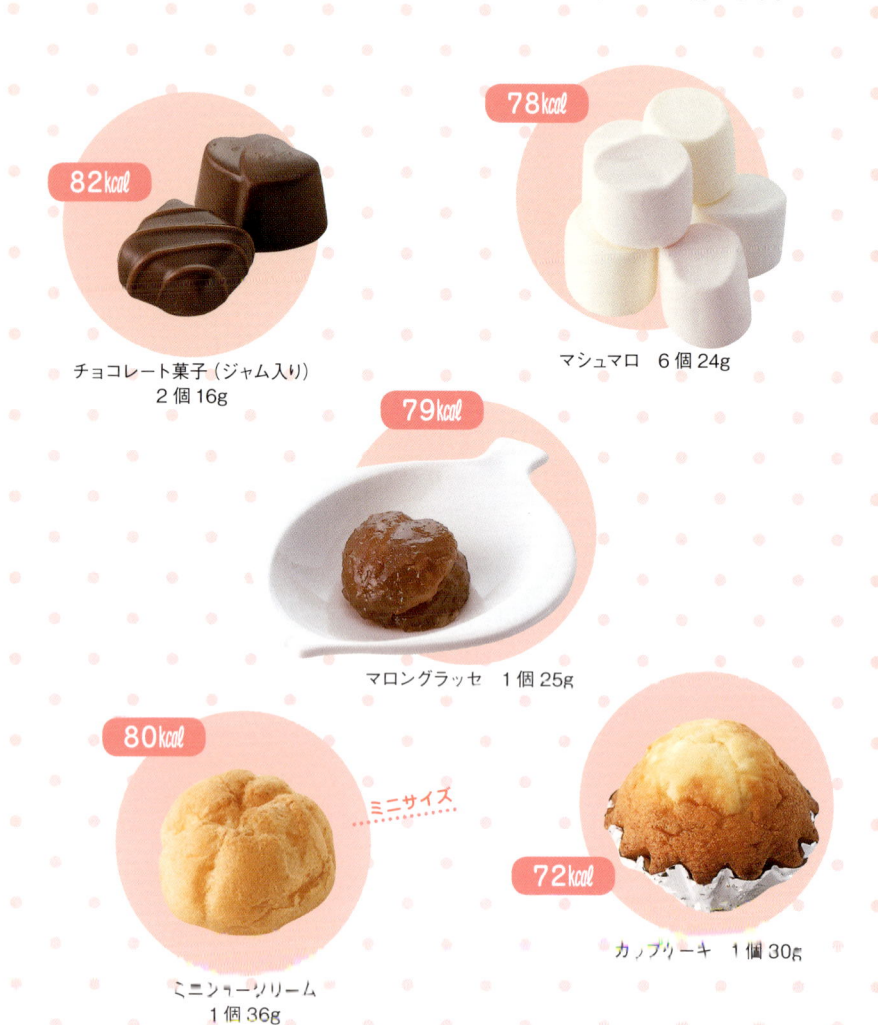

82kcal
チョコレート菓子（ジャム入り）
2個16g

78kcal
マシュマロ 6個24g

79kcal
マロングラッセ 1個25g

80kcal
ミニシュークリーム
1個36g
ミニサイズ

72kcal
カップケーキ 1個30g

Column 3

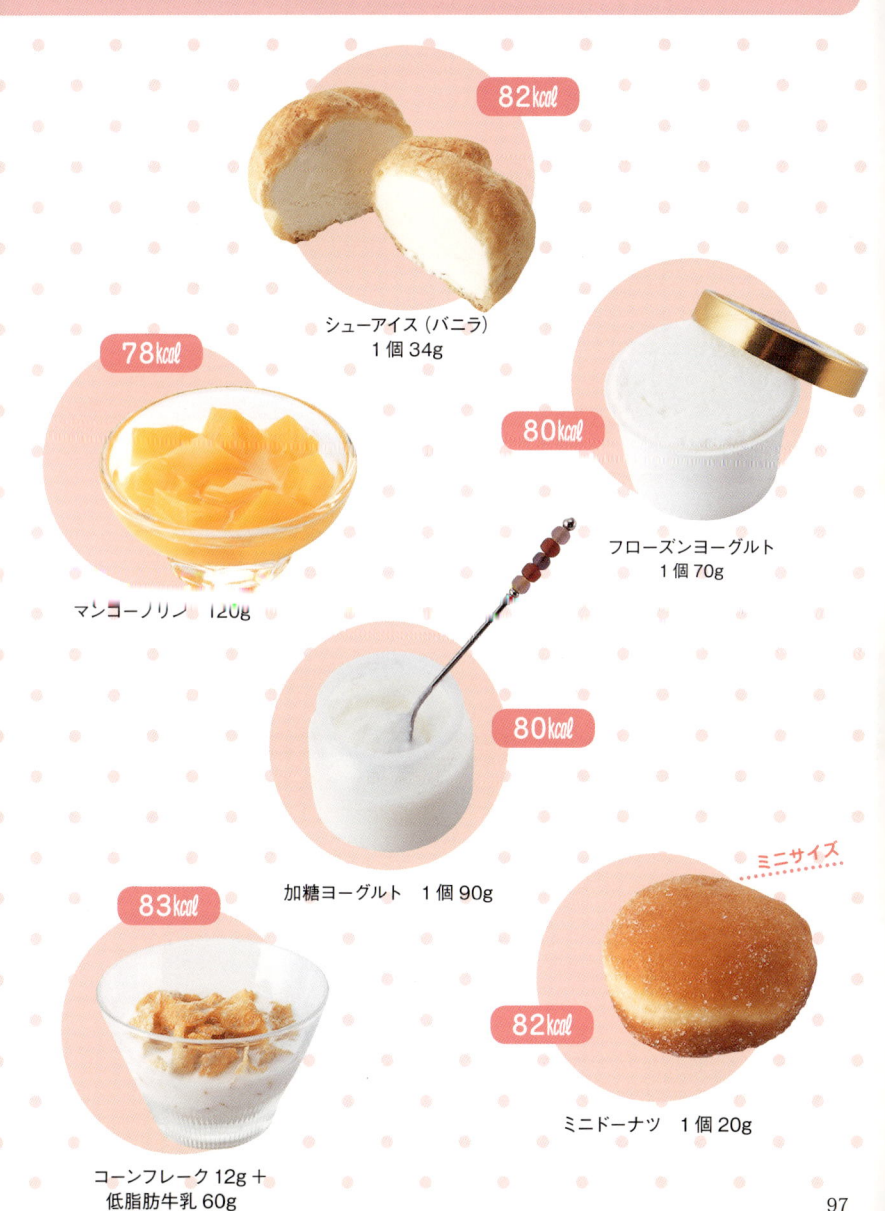

82kcal
シューアイス（バニラ）
1個 34g

78kcal
マンゴープリン 120g

80kcal
フローズンヨーグルト
1個 70g

80kcal
加糖ヨーグルト　1個 90g

83kcal
コーンフレーク 12g ＋
低脂肪牛乳 60g

ミニサイズ
82kcal
ミニドーナツ　1個 20g

きれいにやせる外食選択術　　　　　　　　　　　　　　　　Column 3

75kcal
ミニサイズ
ミニあんパン
1個 27g

80kcal
わらびもち
2切れ 65g

70kcal
薄皮まんじゅう
1個 27g

74kcal
人形焼き（あんなし）
4個 30g

79kcal
オレンジジュース
180ml

81kcal
コーラ　180ml

83kcal
コーヒー 牛乳（乳飲料）140ml

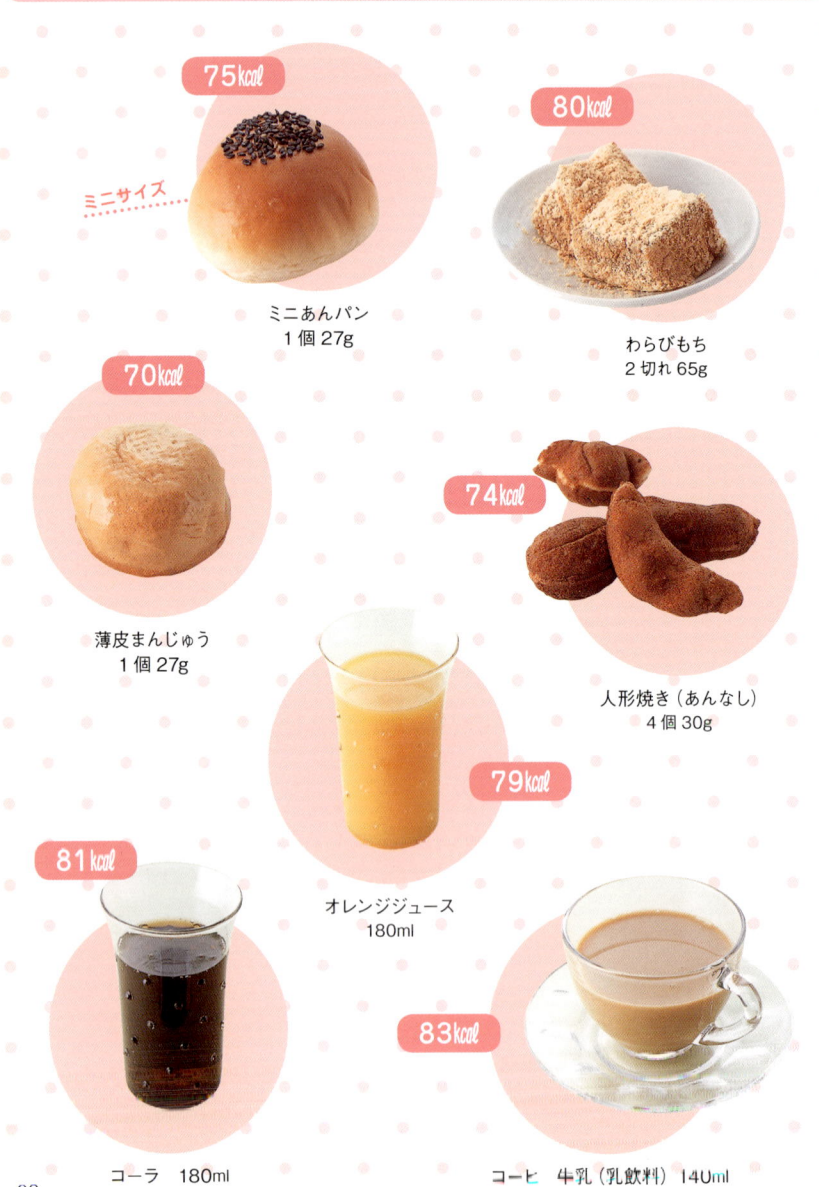

素材編

ごはんやパンなどの主食のほか、
肉類、乳製品、くだもの、調味料など、
特にエネルギーに気をつけたい食品を集めました。

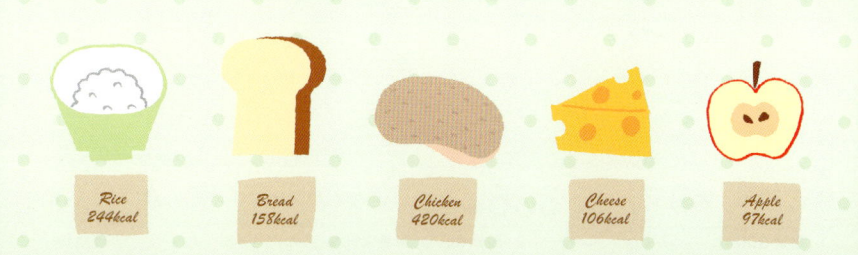

Rice
244kcal

Bread
158kcal

Chicken
420kcal

Cheese
106kcal

Apple
97kcal

ごはん

Point! ごはんは茶わんなどの食器の大きさや、おにぎりやカレー用など目的によって量が異なります。普段使っている茶わんなどの目安量を把握しておくと、エネルギー量を認識するのに役立ちます。

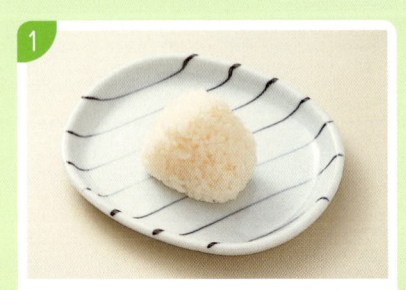

1 おにぎり　118 kcal
重量 70g　　塩分 0g

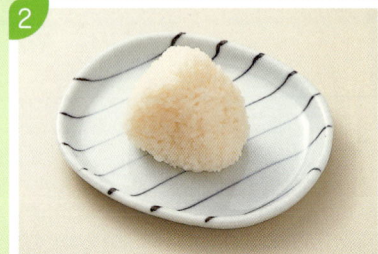

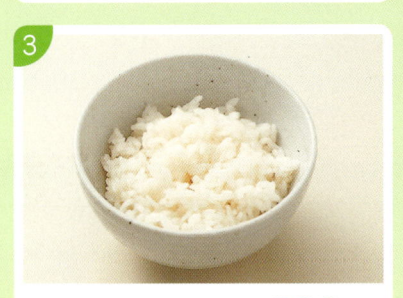

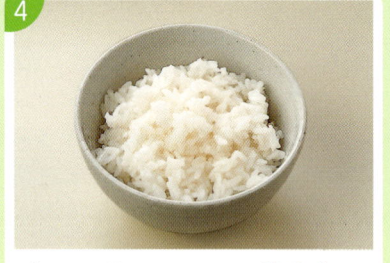

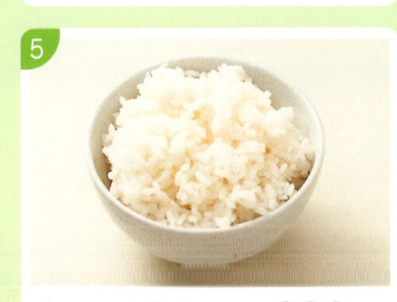

2 おにぎり・大　168 kcal
重量 100g　　塩分 0g

3 ごはん・小盛り　202 kcal
重量 120g　　塩分 0g

4 ごはん・普通盛り　244 kcal
重量 145g　　塩分 0g

5 ごはん・大盛り　336 kcal
重量 200g　　塩分 0g

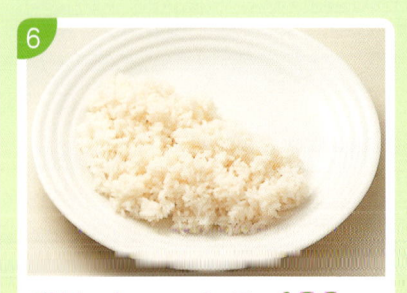

6 ごはん・カレーライス用　420 kcal
重量 250g　　塩分 0g

めん

Point! スパゲティよりマカロニのほうが噛みごたえがあり、少量でも満足感が得られます。ゆでる前の状態から、マカロニは約2倍、そうめんは約3倍、中華めん（生）は約1.8倍、スパゲティは約2.5倍の量になります。

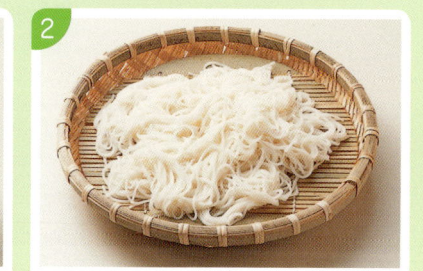

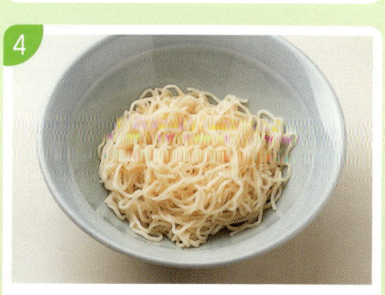

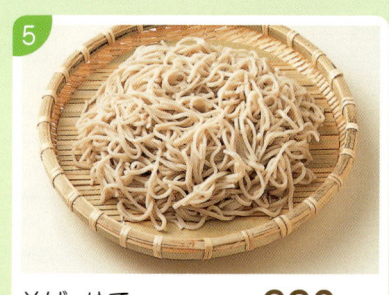

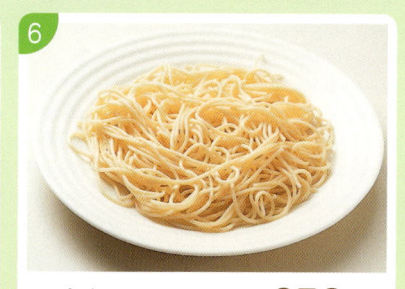

1 マカロニ・ゆで　75 kcal
重量 50g　　塩分 0.2g

2 そうめん・ゆで　254 kcal
重量 200g　　塩分 0.4g

3 うどん・ゆで　263 kcal
重量 250g　　塩分 0.8g

4 中華めん・ゆで　298 kcal
重量 200g　　塩分 0.4g

5 そば・ゆで　330 kcal
重量 250g　　塩分 0g

6 スパゲティ・ゆで　373 kcal
重量 250g　　塩分 1.1g

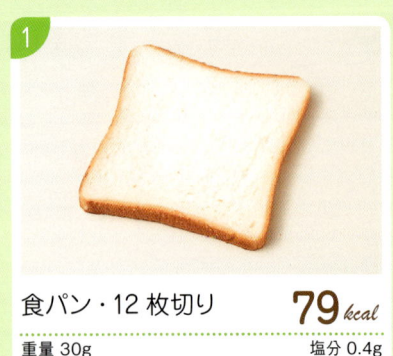

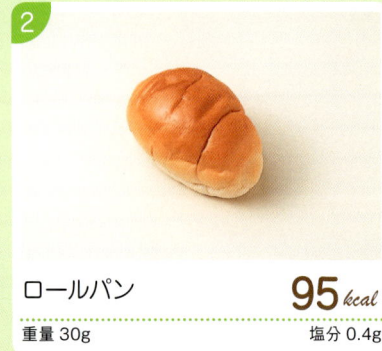

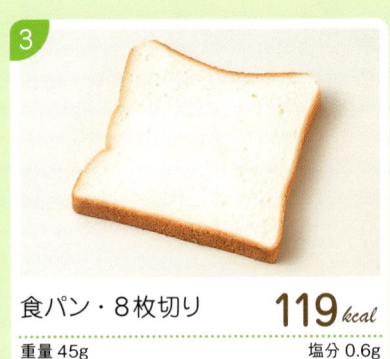

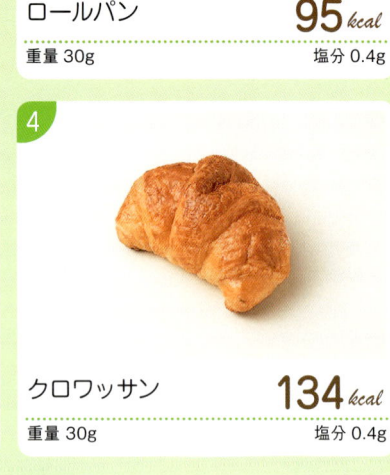

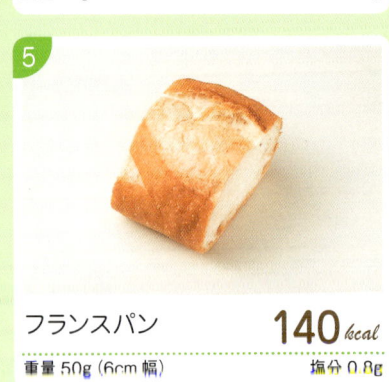

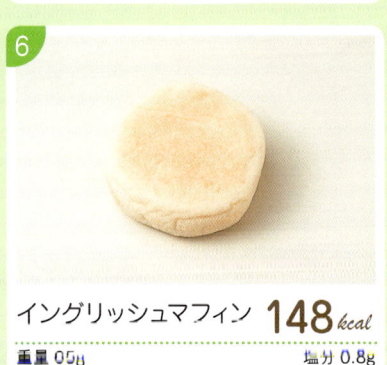

パン

1 食パン・12枚切り **79** kcal
重量 30g　　塩分 0.4g

2 ロールパン **95** kcal
重量 30g　　塩分 0.4g

3 食パン・8枚切り **119** kcal
重量 45g　　塩分 0.6g

4 クロワッサン **134** kcal
重量 30g　　塩分 0.4g

5 フランスパン **140** kcal
重量 50g (6cm幅)　　塩分 0.8g

6 イングリッシュマフィン **148** kcal
重量 65g　　塩分 0.8g

Point! バターやジャムをつけることでエネルギーが上がります。クロワッサンはバターたっぷりの生地で高エネルギー。ライ麦パンは代謝を促すビタミンB_1や便通をととのえる食物繊維が期待できます。

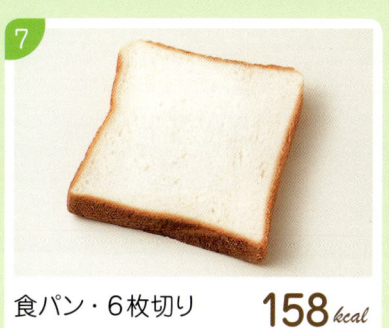

7 食パン・6枚切り
158 kcal
重量 60g　塩分 0.8g

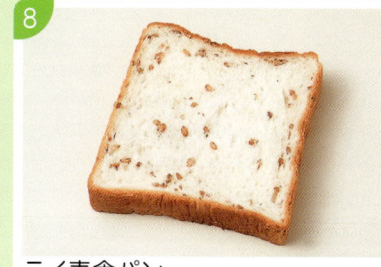

8 ライ麦食パン・6枚切り
172 kcal
重量 65g　塩分 0.8g

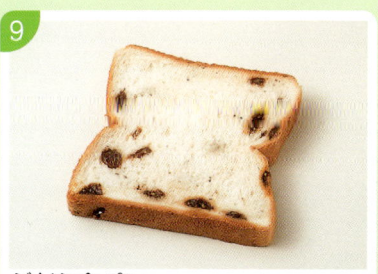

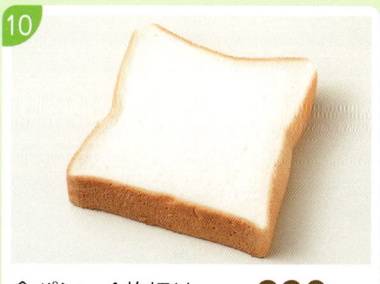

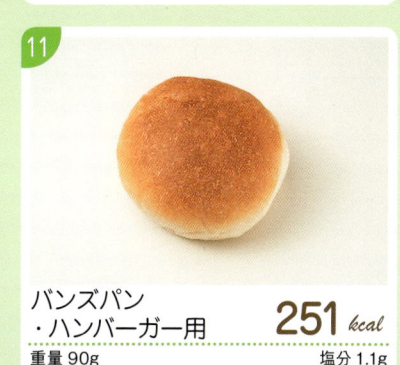

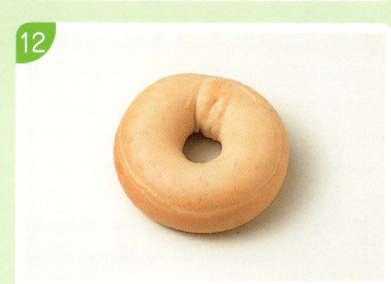

9 ぶどう食パン・6枚切り
188 kcal
重量 70g　塩分 0.7g

10 食パン・4枚切り
238 kcal
重量 90g　塩分 1.1g

11 バンズパン・ハンバーガー用
251 kcal
重量 90g　塩分 1.1g

12 ベーグル
257 kcal
重量 85g　塩分 1.0g

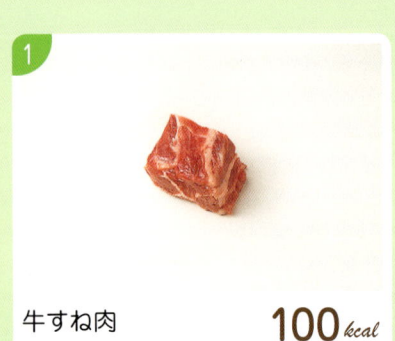

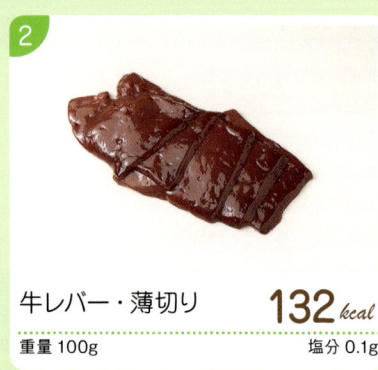

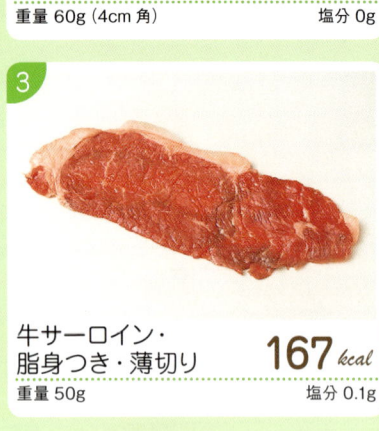

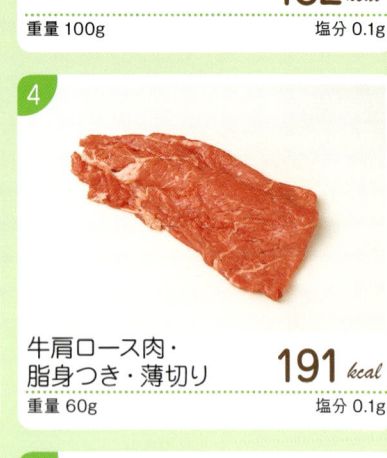

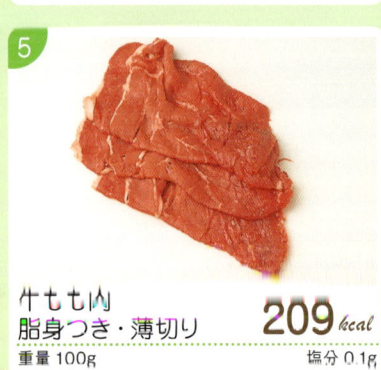

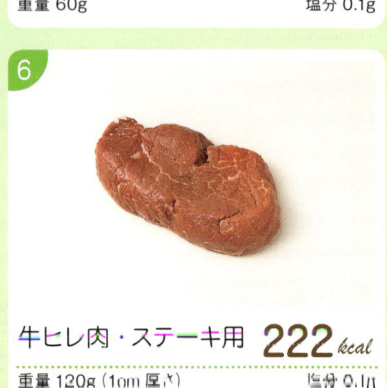

牛肉

1 牛すね肉 — 100 kcal
重量 60g(4cm角) 塩分 0g

2 牛レバー・薄切り — 132 kcal
重量 100g 塩分 0.1g

3 牛サーロイン・脂身つき・薄切り — 167 kcal
重量 50g 塩分 0.1g

4 牛肩ロース肉・脂身つき・薄切り — 191 kcal
重量 60g 塩分 0.1g

5 牛もも肉・脂身つき・薄切り — 209 kcal
重量 100g 塩分 0.1g

6 牛ヒレ肉・ステーキ用 — 222 kcal
重量 120g(1cm厚さ) 塩分 0.1g

Point! ダイエット中は摂取エネルギーがとても気になりますが、がまんばかりでは苦しくなってしまいます。ステーキ用のサーロインなどは脂身を除くことで、全体のエネルギーの約40%をおさえることができます。

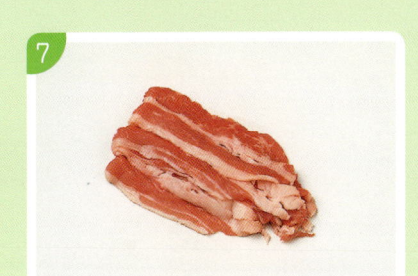

7
牛バラ肉・脂身つき・薄切り　**227** kcal
重量 50g　塩分 0.1g

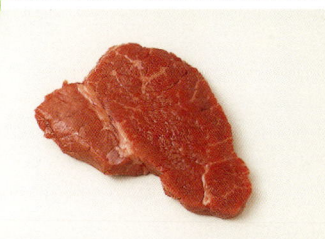

8
牛もも肉・脂身なし・ステーキ用　**235** kcal
重量 130g（1cm 厚さ）　塩分 0.1g

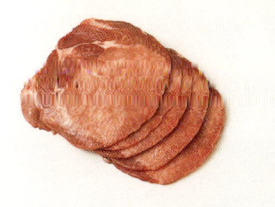

9
牛タン・薄切り　**242** kcal
重量 90g　塩分 0.2g

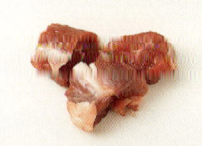

10
牛肩ロース肉・脂身つき・ブロック　**254** kcal
重量 80g（3cm 角・3個）　塩分 0.1g

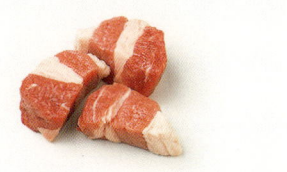

11
牛バラ肉・脂身つき・ブロック　**363** kcal
重量 80g（3cm 角・3個）　塩分 0.1g

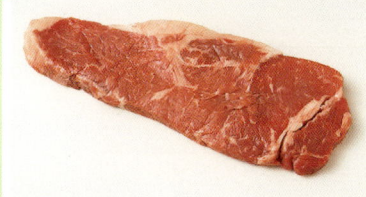

12
牛サーロイン・脂身つき・ステーキ用　**501** kcal
重量 150g（1cm 厚さ）　塩分 0.2g

テイクアウト編 / 外食編 / 甘味・飲料編 / 素材編

豚肉

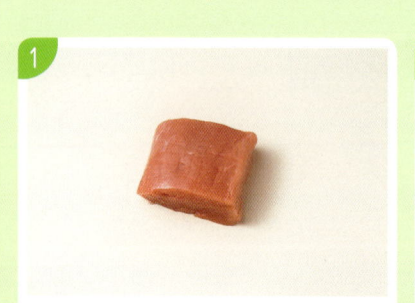

1
豚ヒレ肉・ブロック **92** kcal
重量 80g（5cm角）　　塩分 0.1g

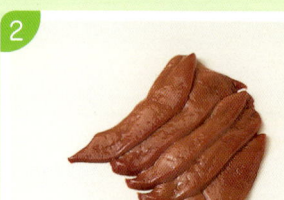

2
豚レバー・薄切り **128** kcal
重量 100g　　塩分 0.1g

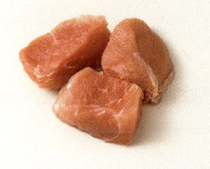

3
豚もも肉・脂身つき・ブロック **146** kcal
重量 80g（3cm角・3個）　　塩分 0.1g

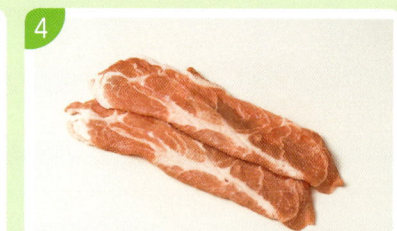

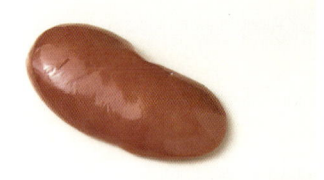

4
豚肩ロース肉・脂身つき・薄切り **152** kcal
重量 60g　　塩分 0.1g

5
豚まめ（腎臓） **154** kcal
重量 135g　　塩分 0.5g

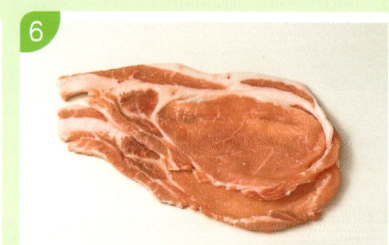

6
豚ロース肉・脂身つき・薄切り **158** kcal
重量 60g　　塩分 0.1g

Point! エネルギー、脂質が最も少ない部位はヒレです。加熱するとかたくなりやすいので、繊維をたたいて使ったり、長く加熱しないなどのくふうをしましょう。

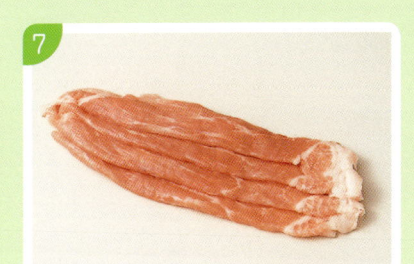

7 豚もも肉・脂身つき・薄切り
183 kcal
重量 100g　　塩分 0.1g

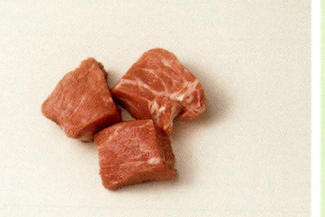

8 豚肩ロース肉・脂身つき・ブロック
202 kcal
重量 80g（3cm角・3個）　　塩分 0.1g

9 豚バラ肉・脂身つき・薄切り
232 kcal
重量 60g　　塩分 0.1g

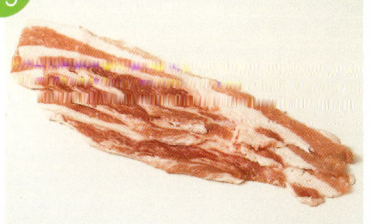

9 豚バラ肉・脂身つき・ブロック
232 kcal
重量 60g（5cm角）　　塩分 0.1g

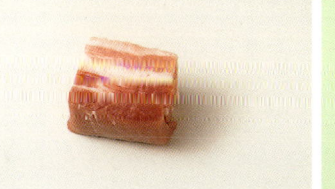

11 豚スペアリブ
367 kcal
重量 150g（正味 95g）　　塩分 0.1g

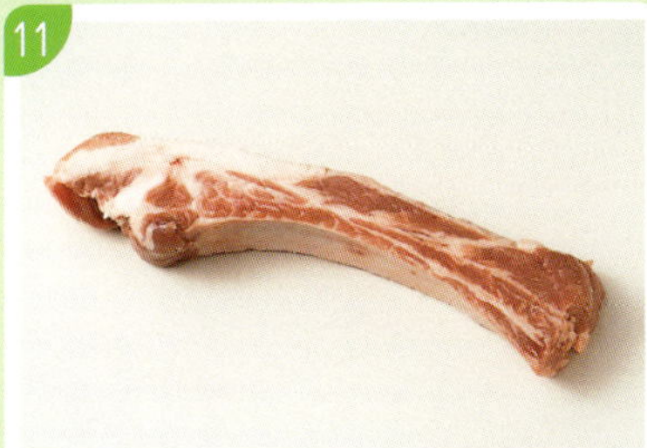

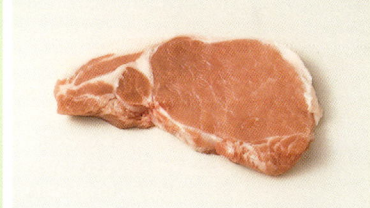

12 豚ロース肉・脂身つき・厚切り
395 kcal
重量 150g（1cm厚さ）　　塩分 0.2g

鶏肉

Point! 同量で比較すると、エネルギー量は、皮つき肉は皮なし肉の約2倍も高エネルギー。皮に含まれる脂肪の量は、全重量の約20%です。エネルギーをおさえるなら、皮はとり除きましょう。

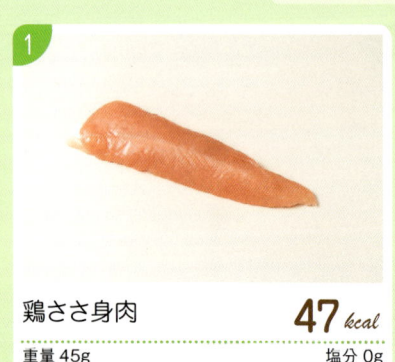

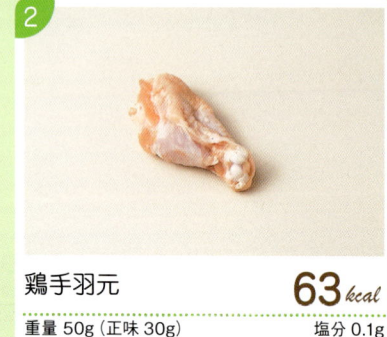

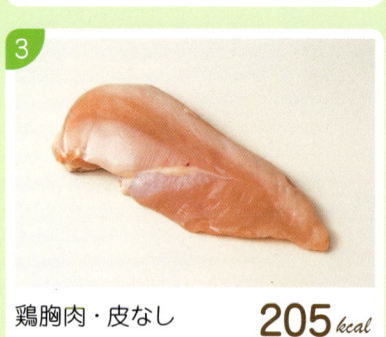

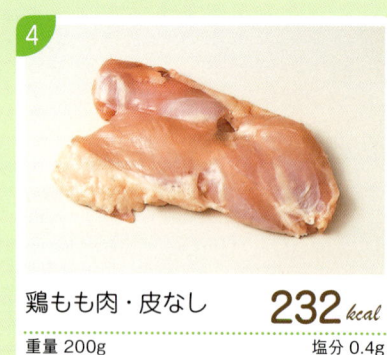

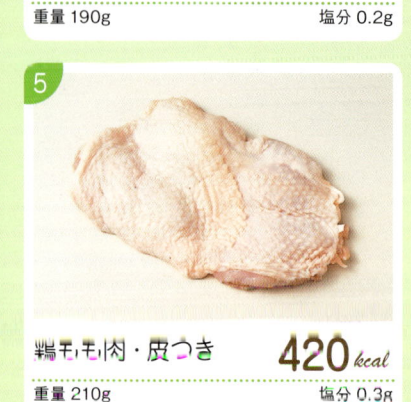

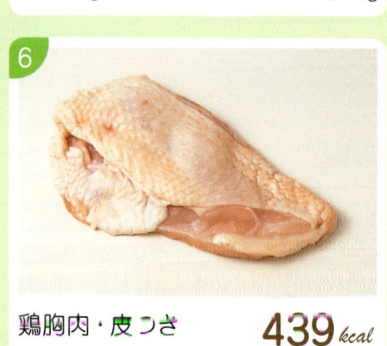

1. 鶏ささ身肉 — 47 kcal
重量 45g　　塩分 0g

2. 鶏手羽元 — 63 kcal
重量 50g（正味 30g）　　塩分 0.1g

3. 鶏胸肉・皮なし — 205 kcal
重量 190g　　塩分 0.2g

4. 鶏もも肉・皮なし — 232 kcal
重量 200g　　塩分 0.4g

5. 鶏もも肉・皮つき — 420 kcal
重量 210g　　塩分 0.3g

6. 鶏胸肉・皮つき — 439 kcal
重量 230g　　塩分 0.2g

ひき肉

Point! ひき肉はいたみやすいので、早めの調理を基本としましょう。購入時に脂質の少ない赤みのものやささ身をひいたものを選ぶと、エネルギーがおさえられます。

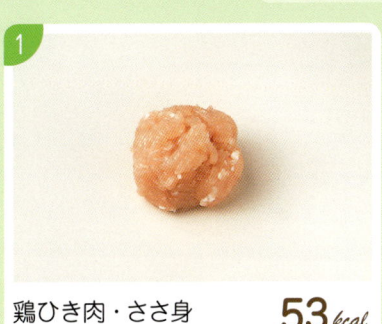

1 鶏ひき肉・ささ身　53 kcal
重量 50g（卵大）　　　塩分 0.1g

2 鶏ひき肉　83 kcal
重量 50g（卵大）　　　塩分 0.1g

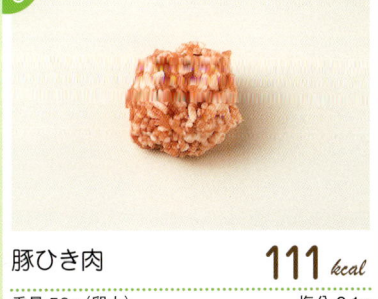

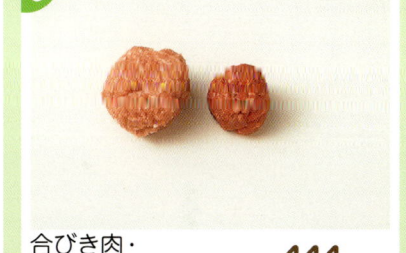

3 豚ひき肉　111 kcal
重量 50g（卵大）　　　塩分 0.1g

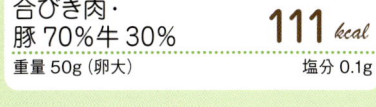

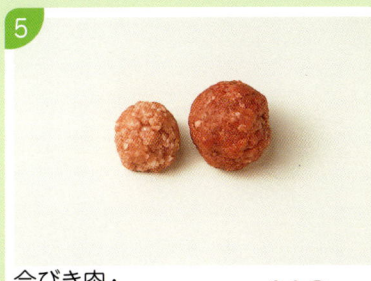

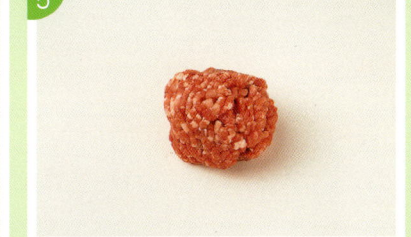

3 合びき肉・豚70%牛30%　111 kcal
重量 50g（卵大）　　　塩分 0.1g

5 合びき肉・豚30%牛70%　112 kcal
重量 50g（卵大）　　　塩分 0.1g

5 牛ひき肉　112 kcal
重量 50g（卵大）　　　塩分 0.1g

ハム・ベーコン

Point! ハムやベーコンは原料になる肉の部位で栄養価が変わります。バラなど脂質の多い部分を原料としていると、エネルギーもそれに比例して高くなります。

1 ショルダーベーコン・スライス
19 kcal
重量 10g　　塩分 0.2g

2 ボンレスハム・薄切り
24 kcal
重量 20g（2mm厚さ）　　塩分 0.6g

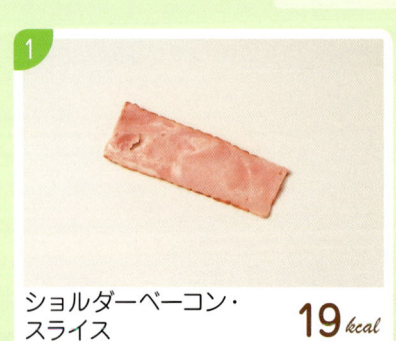

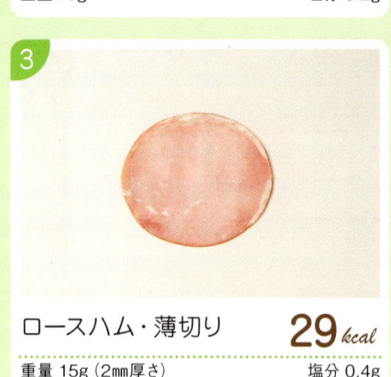

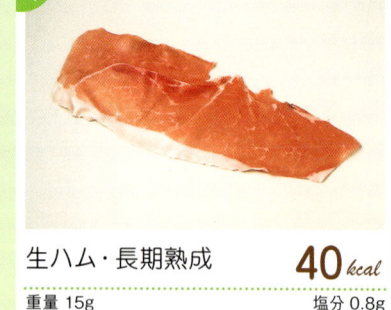

3 ロースハム・薄切り
29 kcal
重量 15g（2mm厚さ）　　塩分 0.4g

4 生ハム・長期熟成
40 kcal
重量 15g　　塩分 0.8g

5 ショルダーハム
69 kcal
重量 30g　　塩分 0.5g

6 バラベーコン・スライス
73 kcal
重量 19g　　塩分 0.4g

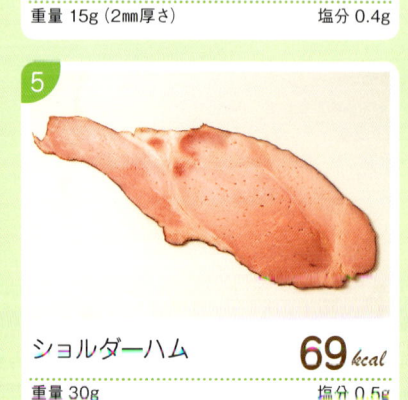

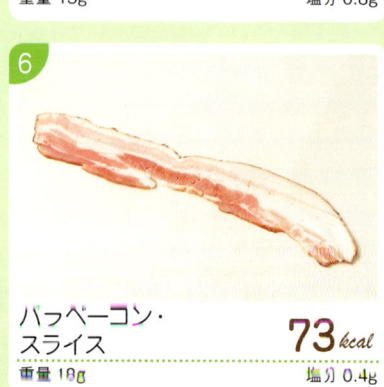

ソーセージ

Point! 全体的に脂質が多いため、高エネルギーです。また、生肉とは異なり、貯蔵を目的としているため塩分も高いので、注意しましょう。

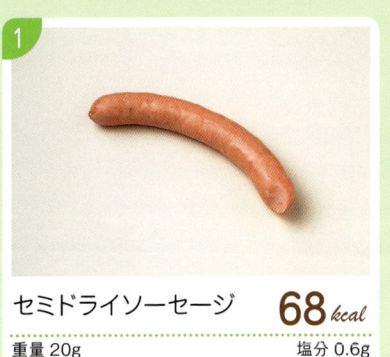

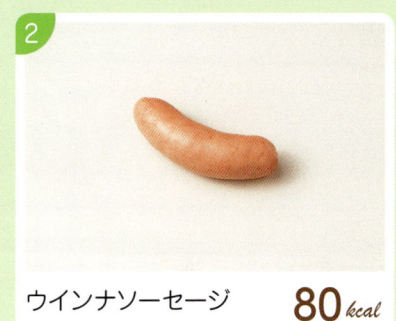

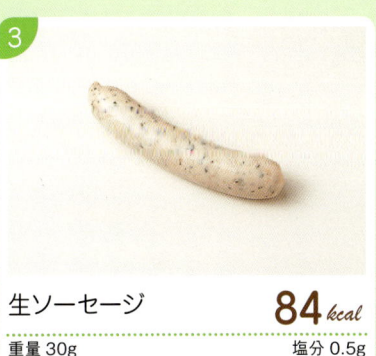

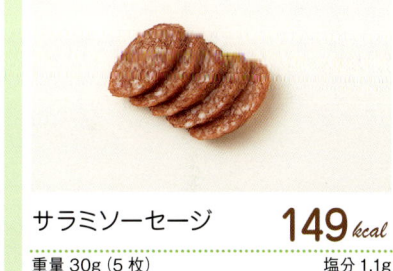

1 セミドライソーセージ　**68** kcal
重量20g　　塩分 0.6g

2 ウインナソーセージ　**80** kcal
重量25g　　塩分 0.5g

3 生ソーセージ　**84** kcal
重量30g　　塩分 0.5g

4 サラミソーセージ　**149** kcal
重量30g（5枚）　　塩分 1.1g

5 ソーセージ・ホットドッグ用　**161** kcal
重量50g　　塩分 0.9g

6 フランクフルトソーセージ　**164** kcal
重量55g　　塩分 1.0g

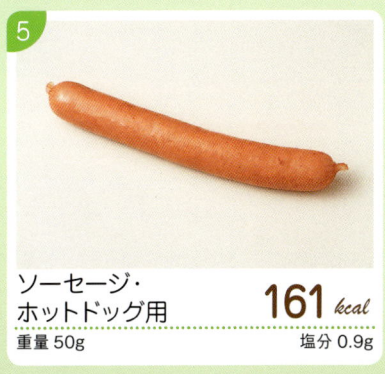

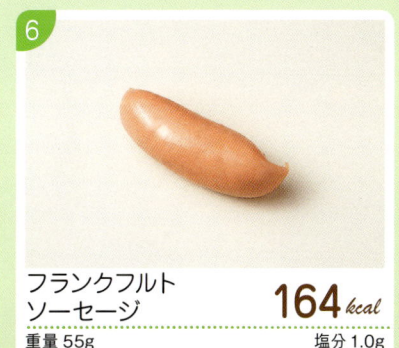

チーズ

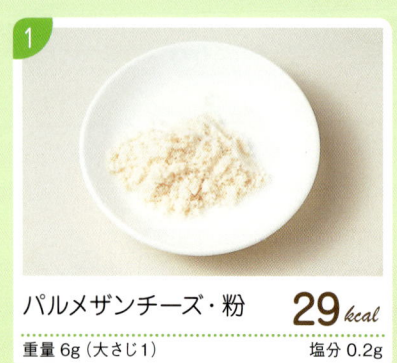

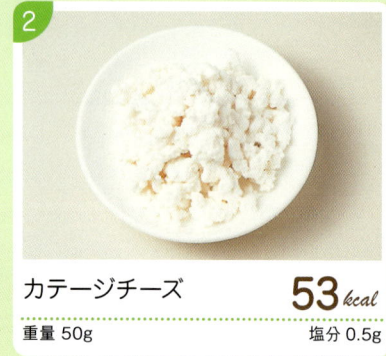

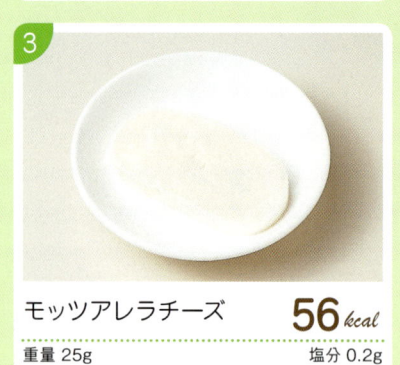

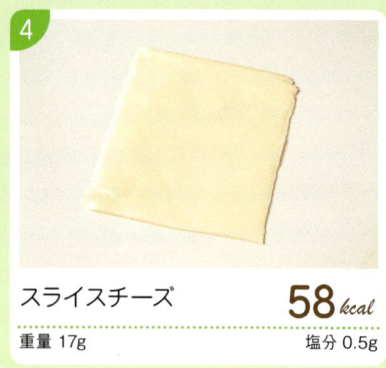

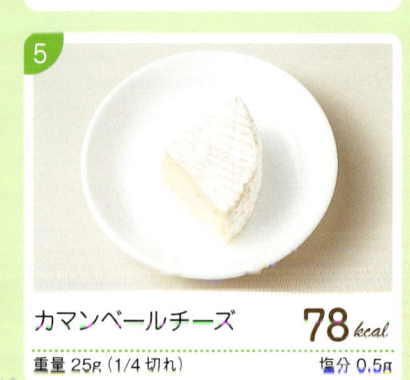

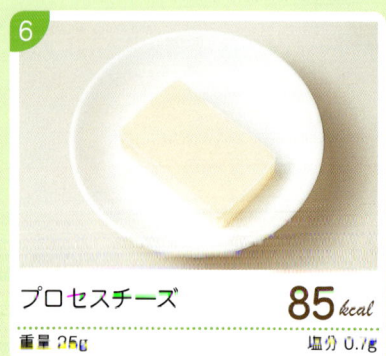

1 パルメザンチーズ・粉　29 kcal
重量 6g（大さじ1）　塩分 0.2g

2 カテージチーズ　53 kcal
重量 50g　塩分 0.5g

3 モッツアレラチーズ　56 kcal
重量 25g　塩分 0.2g

4 スライスチーズ　58 kcal
重量 17g　塩分 0.5g

5 カマンベールチーズ　78 kcal
重量 25g（1/4切れ）　塩分 0.5g

6 プロセスチーズ　85 kcal
重量 25g　塩分 0.7g

Point! チーズは少量でもカルシウムが豊富に含まれています。ただし、1回量である25gで100kcal前後、塩分は0.2〜0.7gと高いことをお忘れなく。

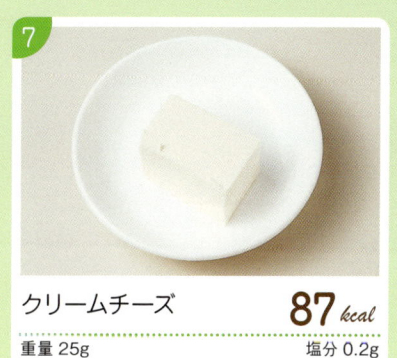

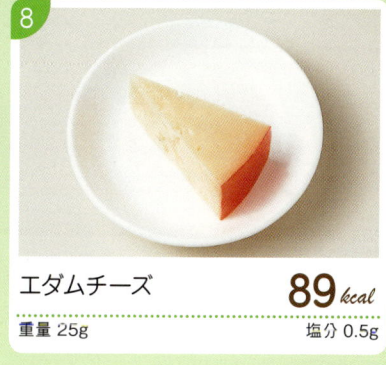

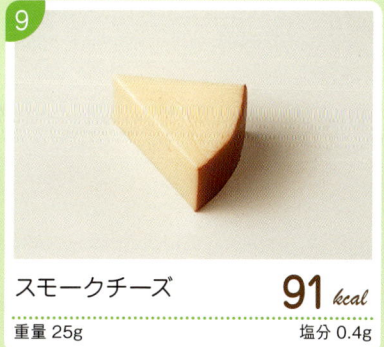

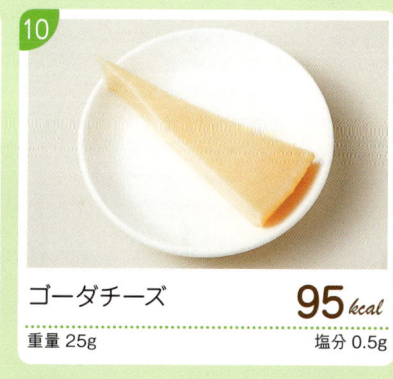

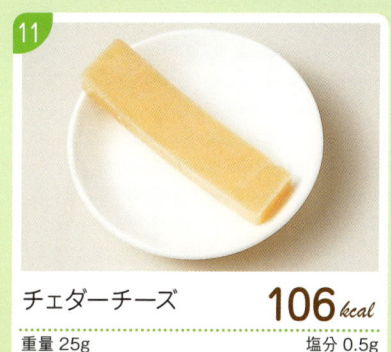

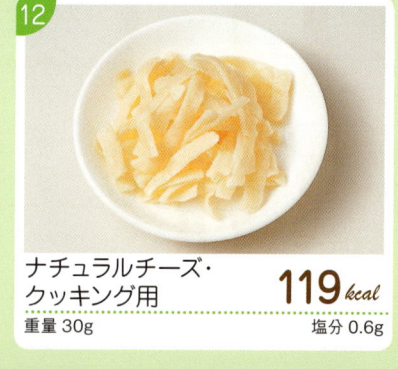

7 クリームチーズ　87 kcal
重量 25g　　塩分 0.2g

8 エダムチーズ　89 kcal
重量 25g　　塩分 0.5g

9 スモークチーズ　91 kcal
重量 25g　　塩分 0.4g

10 ゴーダチーズ　95 kcal
重量 25g　　塩分 0.5g

11 チェダーチーズ　106 kcal
重量 25g　　塩分 0.5g

12 ナチュラルチーズ・クッキング用　119 kcal
重量 30g　　塩分 0.6g

ヨーグルト

Point! 無糖、加糖、乳脂肪の量を変えたもの、甘味料や果肉入りなどで栄養成分に違いが出ますが、どれもカルシウムが豊富に含まれています。牛乳同様、ダイエット中に不足しがちなカルシウム補給に有効な食品です。

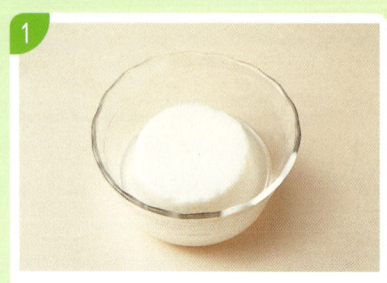

1 ヨーグルト・無脂肪　**57** kcal
重量 100g　　塩分 0g

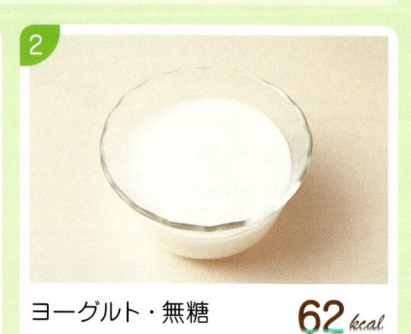

2 ヨーグルト・無糖　**62** kcal
重量 100g　　塩分 0.1g

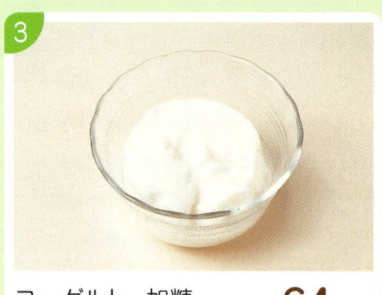

3 ヨーグルト・加糖　**64** kcal
重量 95g　　塩分 0.1g

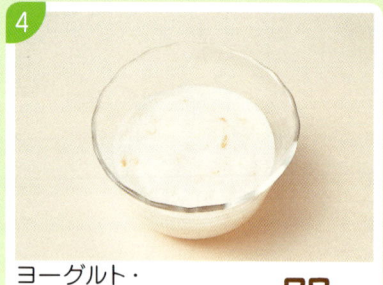

4 ヨーグルト・フルーツミックス　**77** kcal
重量 100g　　塩分 0.1g

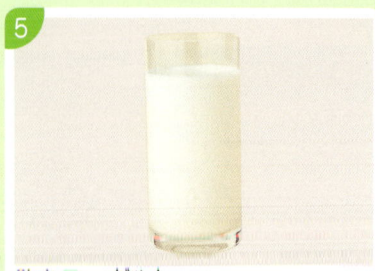

5 飲むヨーグルト・低糖低脂肪　**86** kcal
200㎖　　塩分 0.3g

6 飲むヨーグルト　**137** kcal
200㎖　　塩分 0.3g

くだもの

Point! 生のくだものは、肌の調子をととのえるビタミンCやむくみ解消に役立つカリウム、おなかの調子をととのえる食物繊維があります。1日150〜200g程度とるように心がけましょう。

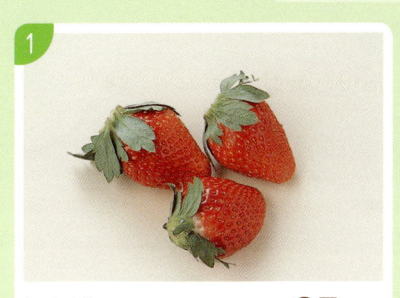

1 いちご
27 kcal
重量00g(大3粒、正味78g)　塩分0g

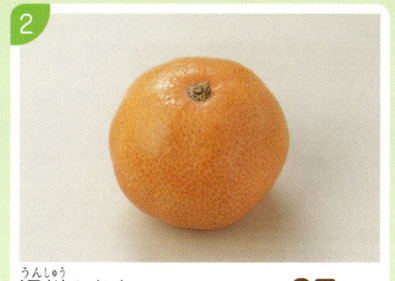

2 温州(うんしゅう)みかん
37 kcal
重量100g(正味80g)　塩分0g

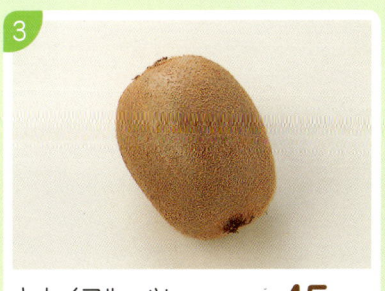

3 キウイフルーツ
45 kcal
重量100g(正味85g)　塩分0g

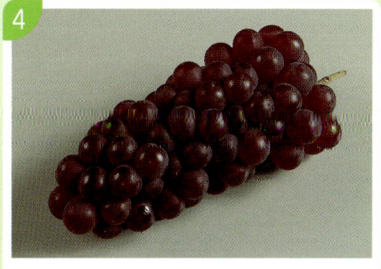

4 ぶどう(デラウエア)
57 kcal
重量114g(正味97g)　塩分0g

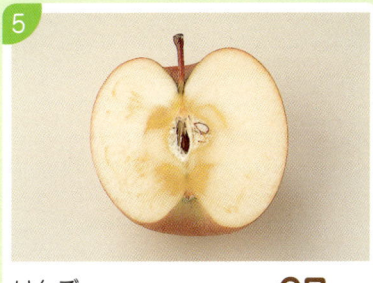

5 りんご
97 kcal
重量210g(大1/2個、正味179g)　塩分0g

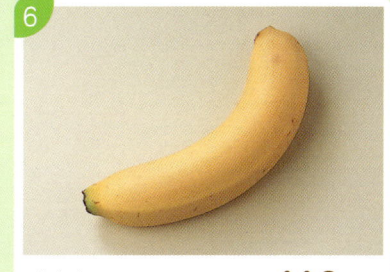

6 バナナ
110 kcal
重量214g(正味128g)　塩分0g

テイクアウト編 / 外食編 / 甘味・飲料編 / 素材編

バター・マーガリン

Point! バターとマーガリンで、エネルギーに差はほとんどありません。低エネルギータイプのバターやマーガリンは、脂質が従来製品の半分におさえられています。

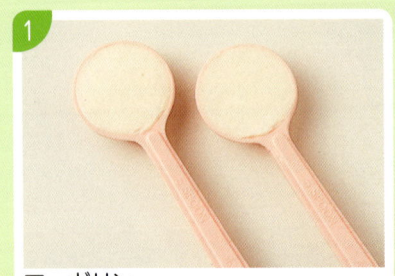

1 マーガリン・カロリー½タイプ
36 kcal
重量 10g　塩分 0.1g

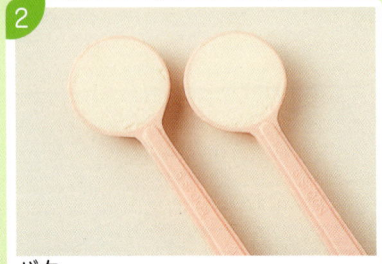

2 バター・脂肪分½タイプ
37 kcal
重量 10g　塩分 0.1g

3 バター・個包装タイプ
60 kcal
重量 8g　塩分 0.2g

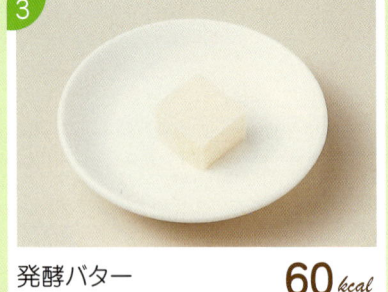

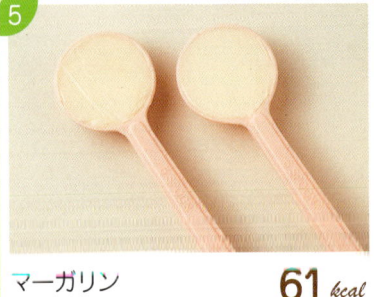

3 発酵バター
60 kcal
重量 8g　塩分 0.1g

5 マーガリン
61 kcal
重量 8g　塩分 0.1g

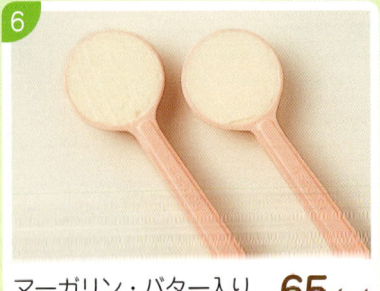

6 マーガリン・バター入り
65 kcal
重量 10g　塩分 0.1g

ドレッシング・マヨネーズ

Point! 調味料の中でエネルギーが高いものの代表。サラダにかけるときは、材料の重量の15%が目安となりますが、ノンオイルタイプなら約⅓～¼のエネルギーにおさえることができます。

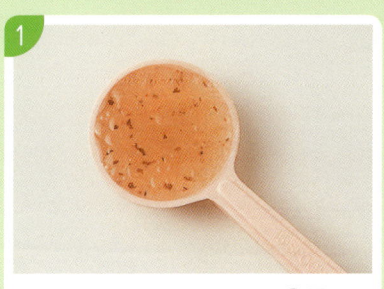

1 イタリアンドレッシング　**37** kcal
重量 14g（大さじ1）　　　塩分 0.6g

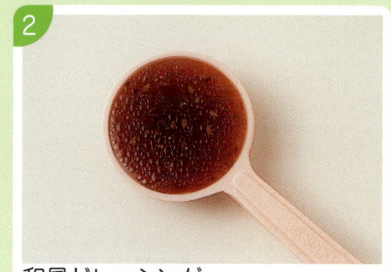

2 和風ドレッシング・しょうゆごま入り　**39** kcal
重量 14g（大さじ1）　　　塩分 0.6g

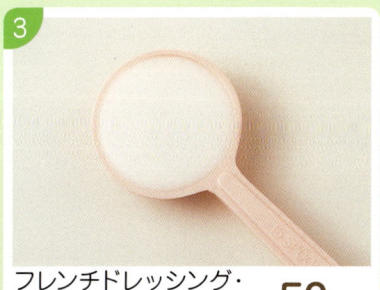

3 フレンチドレッシング・乳化型　**50** kcal
重量 14g（大さじ1）　　　塩分 0.4g

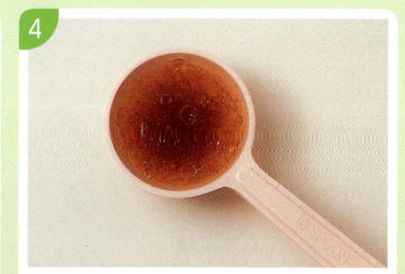

4 中華風ドレッシング　**53** kcal
重量 14g（大さじ1）　　　塩分 0.7g

5 サウザンドアイランドドレッシング　**58** kcal
重量 14g（大さじ1）　　　塩分 0.5g

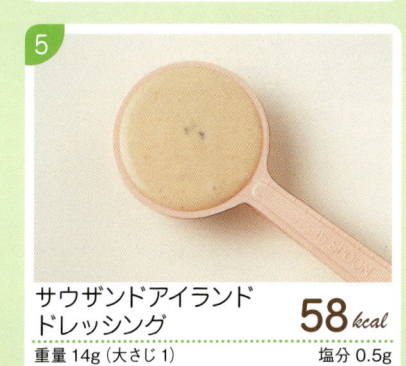

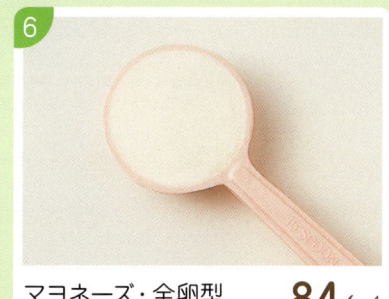

6 マヨネーズ・全卵型　**84** kcal
重量 12g（大さじ1）　　　塩分 0.2g

テイクアウト編　外食編　甘味・飲料編　素材編

ソース・ケチャップ

Point! 一般的に、かけるよりつけるほうが使用量は少ないといわれています。かけすぎはむくみの原因となる過度の塩分摂取につながります。計量する癖をつけましょう。

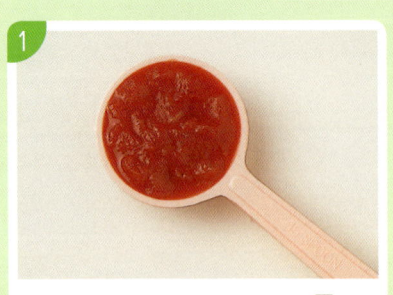

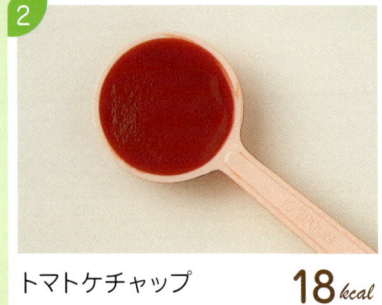

1 トマトソース　7 kcal
重量 17g（大さじ 1）　塩分 0.2g

2 トマトケチャップ　18 kcal
重量 15g（大さじ 1）　塩分 0.5g

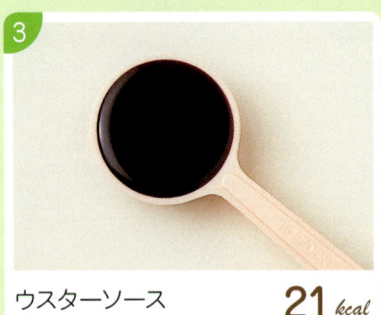

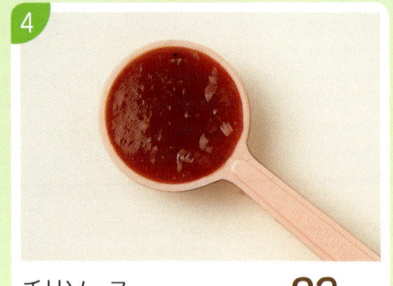

3 ウスターソース　21 kcal
重量 18g（大さじ 1）　塩分 1.5g

4 チリソース　23 kcal
重量 20g（大さじ 1）　塩分 0.6g

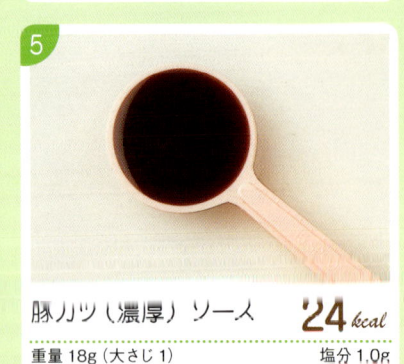

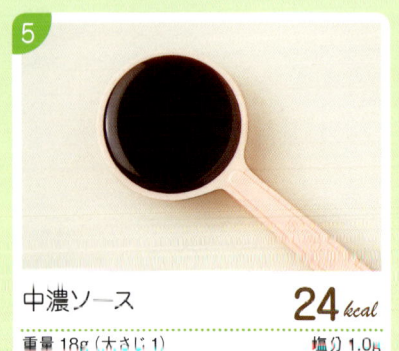

5 豚カツ（濃厚）ソース　24 kcal
重量 18g（大さじ 1）　塩分 1.0g

5 中濃ソース　24 kcal
重量 18g（大さじ 1）　塩分 1.0g

ジャム類

Point! ジャムのエネルギーは、くだものや加える糖分の量によって異なります。ピーナッツバターは脂質が多いため、エネルギーが高くなります。計量して、使いすぎの予防をしましょう。

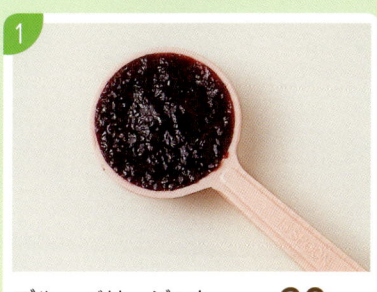

1 ブルーベリージャム — 38 kcal
重量 21g（大さじ1） 塩分 0g

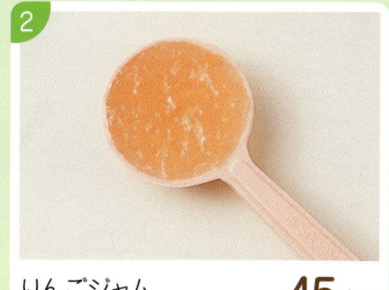

2 りんごジャム — 45 kcal
重量 21g（大さじ1） 塩分 0g

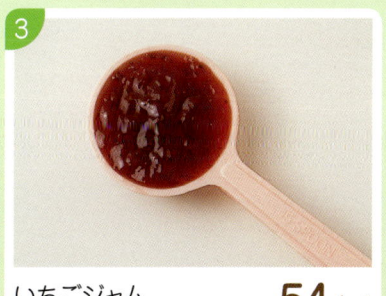

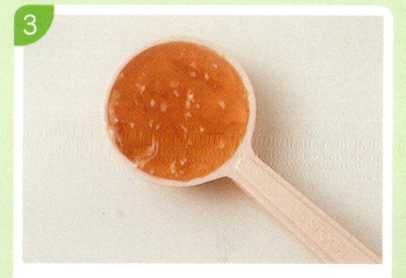

3 いちごジャム — 54 kcal
重量 21g（大さじ1） 塩分 0g

3 マーマレード — 54 kcal
重量 21g（大さじ1） 塩分 0g

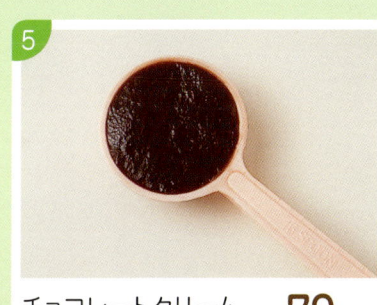

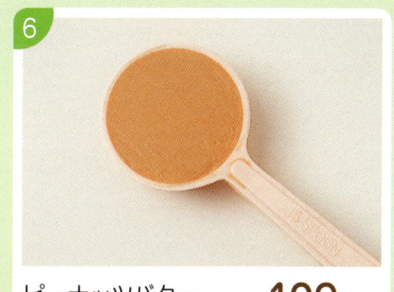

5 チョコレートクリーム — 79 kcal
重量 21g（大さじ1） 塩分 0g

6 ピーナッツバター — 109 kcal
重量 17g（大さじ1） 塩分 0.2g

砂糖類

Point! 1回の使用量が少量でも、お茶に入れたり料理に使ったりと、1日の総使用量は意外に多くなりがち。1日の使用目安量は上白糖で10g程度、大さじ1強です。

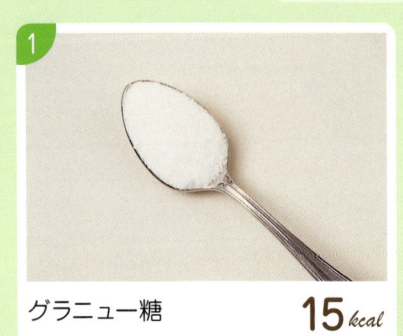

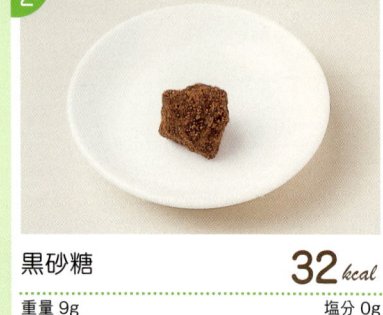

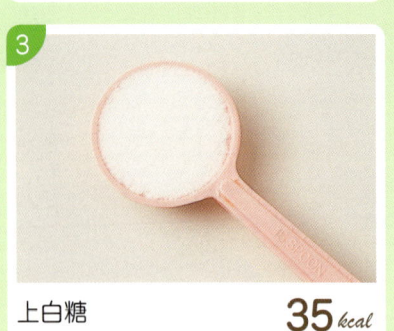

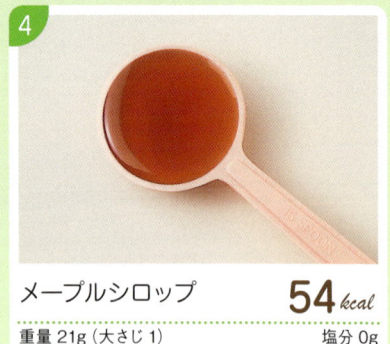

1 グラニュー糖 — **15** kcal
重量 4g　　塩分 0g

2 黒砂糖 — **32** kcal
重量 9g　　塩分 0g

3 上白糖 — **35** kcal
重量 9g（大さじ1）　　塩分 0g

4 メープルシロップ — **54** kcal
重量 21g（大さじ1）　　塩分 0g

5 はちみつ — **62** kcal
重量 21g（大さじ1）　　塩分 0g

6 ガムシロップ — **92** kcal
重量 32g（大さじ1）　　塩分 0g

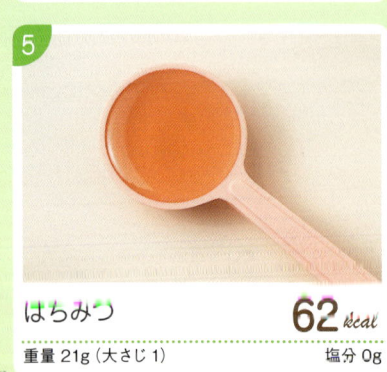

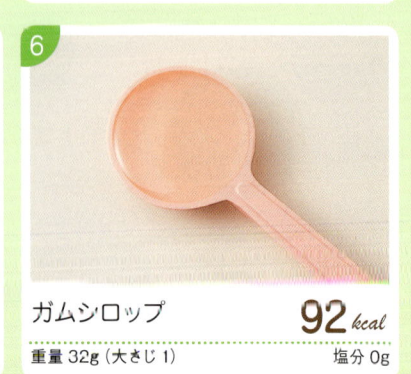

よく使う食材のエネルギー一覧

食品名	概量(正味量)	エネルギー
牛乳		
普通牛乳	200㎖	138 kcal
濃厚牛乳	200㎖	150 kcal
低脂肪牛乳	200㎖	95 kcal
卵・卵加工品		
鶏卵・M玉	1個 (50g)	76 kcal
温泉卵	1個 (40g)	66 kcal
卵豆腐	1パック (110g)	87 kcal
魚介		
アジ	1尾 (70g)	85 kcal
イワシ	1尾 (55g)	119 kcal
カジキ	1切れ (100g)	141 kcal
カレイ	1切れ (100g)	95 kcal
キンメダイ	1切れ (100g)	160 kcal
サケ	1切れ (80g)	106 kcal
サバ	1切れ (90g)	162 kcal
サンマ	1尾 (100g)	310 kcal
タチウオ	1切れ (80g)	213 kcal
タラ	1切れ (100g)	77 kcal
ブリ	1切れ (80g)	206 kcal
アサリ	10個 (30g)	9 kcal
シジミ	20個 (20g)	10 kcal
ハマグリ	3個 (50g)	19 kcal
ホタテ貝	1個 (100g)	72 kcal
イカ	1/3杯 (75g)	66 kcal
タコ・ゆで	足1/2本 (75g)	74 kcal
タイショウエビ	2尾 (30g)	29 kcal
ブラックタイガー	2尾 (30g)	25 kcal
タラバガニ・足	1本 (50g)	30 kcal
サケ缶・水煮	1/2缶 (45g)	77 kcal
サバ缶・みそ煮	1/2缶 (60g)	130 kcal
ツナ缶・油漬け	1/2缶 (40g)	115 kcal

食品名	概量(正味量)	エネルギー
豆・豆製品		
絹ごし豆腐	1/3丁 (100g)	56 kcal
もめん豆腐	1/3丁 (100g)	72 kcal
油揚げ	1枚 (15g)	58 kcal
生揚げ	1/4丁 (50g)	75 kcal
納豆	1パック (50g)	100 kcal
野菜・芋		
かぼちゃ	1/16個 (75g)	68 kcal
キャベツ	1枚 (50g)	12 kcal
きゅうり	1本 (100g)	14 kcal
ごぼう	10cm (30g)	20 kcal
サラダ菜	2枚 (40g)	6 kcal
大根 (皮むき)	3cm (90g)	16 kcal
玉ねぎ	1/4個 (50g)	19 kcal
とうもろこし	1本 (125g)	115 kcal
トマト	1個 (150g)	29 kcal
なす	1本 (80g)	18 kcal
にんじん	1/2本 (90g)	33 kcal
はす (れんこん)	1/2節 (70g)	46 kcal
ピーマン	1個 (30g)	7 kcal
ブロッコリー	1/4株 (60g)	20 kcal
ほうれん草	1/4束 (75g)	15 kcal
レタス	2枚 (40g)	5 kcal
さつま芋	1/2本 (90g)	119 kcal
里芋	2個 (70g)	41 kcal
じゃが芋・男爵	1個 (135g)	103 kcal
ナッツ		
カシューナッツ・味つき	10個 (14g)	81 kcal
ピスタチオ・味つき	10粒 (14g)	86 kcal
落花生・いり・殻なし	10個 (15g)	88 kcal
油		
オリーブ油/ごま油/サラダ油 各12g (大さじ1)		111 kcal

＊( ) 内は正味重量です。

索引

テイクアウト編

あ
- 青菜のお浸し……17
- あんかけ焼きそば……27
- あんパン……32
- あんまん……33
- いなりずし……30
- エビイカ天重……25
- エビカツバーガー……21
- エビチリ……16
- エビピラフ……26
- エビマカロニグラタン……28
- おかかおにぎり……29
- オニオンサラダ……17
- オニオンフライ……20
- オムライス……26
- おろし立田弁当……23

か
- かぼちゃの煮物……17
- かぼちゃのポタージュ……19
- カルボナーラスパゲティ……28
- カレーパン……31
- キッシュ……16
- 牛丼……25
- クラムチャウダー……19
- クリームパン……33
- くるみカマンベールパン……33
- コーンマヨネーズパン……31
- 五目チャーハン……26
- 五目ちらしずし……24
- こんぶおにぎり……29

さ
- サケの塩焼き……16
- サバみりん焼き弁当……23
- 三色弁当……22
- サンラータン……19
- じゃが芋のポタージュ……19
- ジャムパン……32
- ジャンバラヤ……26
- 白身魚フライのり弁当……23
- すき焼き風うどん……27
- 助六ずし……24
- 酢豚……16
- ソース焼きそば……27

た
- 炊き込みごはん弁当……22
- タラコおにぎり……29
- チーズフランスパン……31
- チキンカレー……26
- チキンサラダサンドイッチ……18
- チキンナゲット……20
- チキンライス・大盛り……26
- チャーハンギョウザ弁当……23

- 茶巾ずし……30
- 中華丼……25
- チョココロネ……33
- ちらしずし……24
- ツナ巻き……30
- ツナマヨネーズおにぎり……29
- ツナロールパン……31
- 照り焼きバーガー……21
- ドーナツ・ケーキタイプ……32
- ドミグラスソースハンバーグ……16
- 鶏肉のから揚げ弁当……22
- とろちらしずし……24

な
- 納豆巻き……30
- ナポリタンスパゲティ……28
- にぎりずし(折詰め)……24
- 肉まん……31
- ねぎとろ巻き……30

は
- バッテラ……24
- バナナアメリカンマフィン……32
- はるさめサラダ……17
- ハンバーガー(野菜が多い)……21
- ハンバーガー(野菜が少ない)……20
- ひじきの煮物……17
- ビビンバ丼……25
- フィッシュバーガー……21
- 豚肉のしょうが焼き弁当……22
- ぶどうパン……32
- フライドチキン……20
- フライドチキンバーガー……21
- フライドポテト・S……20
- ベーグルサンド・アボカドシュリンプ……18
- ベーグルサンド・クリームチーズ……18
- ベーグルサンド・ごぼうチキン&ごまサラダ……18
- ベーグルサンド・スモークサーモン&チーズ……18
- ベーコンとしめじの和風スパゲティ……28
- ベジタブルサンドイッチ……18
- 紅ザケおにぎり……29
- 紅ザケ幕の内弁当……22
- ホタテとエビのシューマイ弁当……23
- ホタテわっぱ飯……25
- ホットドッグ……21
- ポテトサラダ……17

ま
- 幕の内弁当……22
- マスずし……30
- ミートソーススパゲティ……28
- ミネストローネ……19
- 蒸しパン……33
- メロンパン・小……32
- 明太子おにぎり……29
- メンチカツ……16

や
- 焼きそばロールパン……31
- 焼きビーフン……27
- 湯かけ天ぷらそば……27

ら	ライスバーガー・五目きんぴら……20		かぼちゃコロッケ……67
	ラザニア……28		カルボナーラスパゲティ……63
	りんごデニッシュペストリー……33		カレイの煮つけ定食……38
	ロースカツ重……25		カレーうどん……41
わ	割子そば……27		カレー風味コロッケ……66
	和風サーロインステーキ弁当……23		かんぴょう巻き……44
	和風野菜スープ……19		キーマカレー……46
			きつねうどん……41
			きのこスパゲティ……63
			きのこリゾット……60

外食編

			キムチ……68
あ	アサリのスープスパゲティ……62		牛カルビ・たれ（焼き肉）……70
	アジ（にぎり）……44		牛タン・塩（焼き肉）……70
	アジの塩焼き定食……38		牛丼……42
	アジフライ……65		牛肉コロッケ……66
	アジフライ定食……39		牛ハラミ・たれ（焼き肉）……70
	アナゴ（にぎり）……44		牛ホルモン・ミノ・たれ(焼き肉)……70
	あんかけかた焼きそば……52		牛ロース・塩（焼き肉）……70
	あんかけ焼きそば……52		ギョウザ定食……50
	イカ（にぎり）……44		串カツ……64
	イカフライ……64		串カツ定食……39
	イクラ軍艦巻き……45		クッパ……69
	いなりずし……45		コーンクリームコロッケ……67
	ウナ重……42		五目チャーハン……53
	ウニ軍艦巻き……44		五目ちらし……43
	梅しそ巻きカツ……65		五目ラーメン……49
	江戸前ちらし……43	さ	サーロインステーキ……59
	江戸前にぎり……43		サケ押しずし……45
	エビ（にぎり）……44		サケのムニエル定食……56
	エビグラタン……60		刺し身定食……38
	エビクリームコロッケ……66		サバのみそ煮定食……39
	エビシューマイ……54		皿うどん……52
	エビチリソースいため定食……50		ざるそば……40
	エビピラフ……60		山菜そば……40
	エビフライ……64		シーフードカレー……46
	エビフライ定食……56		シーフードリゾット……60
	エビ蒸しギョウザ……54		塩ラーメン……48
	おかめうどん……41		ジャージャーメン……49
	お新香巻き……44		家常豆腐定食……51
	おでん定食……38		シュリンプカレー……46
	オムライス……61		小籠包……54
	オムレツ定食……57		松花堂弁当……38
	親子丼……42		しょうが焼き定食……39
か	カキフライ……64		汁ビーフン……52
	カキフライ定食……56		水ギョウザ……55
	かけそば……40		ステーキ定食……57
	家常豆腐定食……51		酢豚定食……51
	カツカレー……47		ソース焼きそば……52
	カツ丼……42	た	タイ（にぎり）……44
	カッパ巻き……44		タイカレー……71
	ガドガド……71		大根もち……54
	カニクリームコロッケ……67		伊達巻……45
	カニクリームコロッケ定食……57		たぬきそば……40
	カニたま……55		

123

卵（にぎり）	45
卵丼	42
タラコスパゲティ	62
タンドリーチキン	71
タンメン	48
チーズ入りカツ	65
チキンカレー	46
チキングラタン	61
チキンソテー	59
チキンピラフ	61
チゲ	68
チヂミ	69
チャーシューメン	49
チャーハン	53
茶巾ずし	45
チャプチェ	68
中華がゆ	53
中華ちまき	55
中華丼	53
チョレギサラダ	68
チンジャオロース一定食	51
月見うどん	41
鉄火丼	43
鉄火巻き	43
照り焼きハンバーグ	58
天津メン	49
天丼	42
天ぷらそば	40
天ぷら定食	39
トマトソーススパゲティ	62
ドミグラスソースハンバーグ	58
トム・ヤム・クン	71
ドライカレー	60
ドリア	61
鶏肉のから揚げ定食	56
鶏の照り焼き定食	39
とろろそば	40
とんこつラーメン	48

な
なべ焼きうどん	41
ナポリタンスパゲティ	63
生春巻き	71
ナムル	68
肉シューマイ	55
肉南蛮うどん	41
肉野菜いため定食	51
煮込みハンバーグ	58
にらまんじゅう	54
ねぎとろ軍艦巻き	44
ねぎとろ丼	43

は
パエリヤ	61
パセリコパゲティ	62
バッテラ	45
八宝菜定食	50

ハヤシライス	47
春巻き	55
ハンバーグステーキ	58
ハンバーグステーキ・ビッグ	58
ハンバーグステーキ定食	56
棒々鶏	54
ビーフカレー	47
ビーフカレー・大盛り	47
ビーフシチュー定食	57
一口カツ（もも）	64
ビビンバ	69
冷やし中華	48
ヒレカツ	64
ヒレステーキ	59
フォー	71
太巻き	45
フライドチキン	65
ブリの照り焼き定食	38
プルコギ	68
バスノトーレスパゲティ	63
紅芋コロッケ	66
ペペロンチーノスパゲティ	62
ホイコーロウ定食	51
ポークカレー	47
ポークソテー定食	57
ホタテ（にぎり）	44
ホタテクリームコロッケ	67
ポテトグラタン	61
ポテトコロッケ	66
ボンゴレスパゲティ	62

ま
麻婆豆腐定食	50
麻婆なす定食	50
マグロ赤身（にぎり）	44
マグロとろ（にぎり）	45
豆カレー	46
ミートソーススパゲティ	63
みそラーメン	48
ミックスフライ	65
ミックスフライ定食	57
メンチカツ	67
メンチカツ定食	56
もやしラーメン	49

や
焼きギョウザ	55
焼き肉定食	51
焼きビーフン	52
野菜カレー	46
野菜コロッケ	66
ユッケ	69

ら
ラーメン	48
ライスコロッケ	67
ラザニア	60
リブステーキ	59
冷メン	69

	レバーにらいため定食……………50		コーンスナック・チーズ味…………83
	ロースカツ………………………65		黒糖キャラメル……………………89
	ローストビーフ……………………59		ココア……………………………91
	ロールキャベツ……………………59		ココア・チョコレートがけ…………91
わ	和風おろしハンバーグ……………58		ココア・生クリームのせ……………91
	和風ツナおろしスパゲティ………63		ごませんべい・かた焼き……………86
	ワンタンメン………………………49	**さ**	桜もち・関西風……………………80
			サブレ……………………………85

甘味・飲料編

あ	アーモンドチョコレート……………88		サラダせんべい・薄焼き……………86
	赤ワイン…………………………94		ざらめせんべい・かた焼き…………87
	揚げせんべい・塩味………………86		シフォンケーキ……………………76
	アップルパイ……………………76		シュークリーム……………………76
	あん入り生八橋……………………80		純米酒……………………………95
	あんみつ…………………………79		紹興酒……………………………94
	芋かりんとう………………………87		焼酎・ソーダ割り…………………95
	ウイスキー・シングル………………94		しょうゆせんべい・かた焼き………87
	梅酒・ロック………………………94		ショートケーキ……………………77
	エクレア…………………………76		白ワイン…………………………94
	小倉白玉…………………………79		ジンジャーエール…………………92
	おこし……………………………86		ジンフィズ…………………………95
	おしるこ…………………………79		スクリュードライバー………………95
	おはぎ……………………………81		スポーツ飲料……………………92
か	柿の種ピーナッツ入り……………83		ぜんざい…………………………79
	柏もち……………………………80		ソフトビスケット……………………84
	カスタードプリン…………………78	**た**	たい焼き…………………………81
	カステラ…………………………81		チューイングソフトキャンディー……89
	カフェオレ…………………………90		中国風クッキー……………………85
	カフェオレ・チョコレート入り………91		チョコレートアイスクリーム…………78
	カフェオレ・低脂肪乳………………90		チョコレートクッキー………………85
	歌舞伎揚げ………………………87		チョコレートケーキ…………………77
	かりんとう…………………………87		チョコレートコーティングクッキー…85
	かりんとう・白……………………87		チョコレートチップス入りクッキー…84
	カルーアミルク……………………95		チョコレートポッキー………………88
	かわらせんべい……………………86		低アルコールビール………………93
	キシリトールガム…………………89		豆乳カフェオレ……………………90
	串団子・あん……………………80		どら焼き…………………………81
	串団子・しょうゆ…………………80	**な**	にんじんジュース…………………92
	くずもち…………………………80		のどあめ…………………………89
	クラッカー・オイルスプレー…………82		ノンアルコールビール………………93
	クラッカー・ソーダ…………………82	**は**	ハードビスケット……………………84
	クランキーチョコレート……………88		ハーフ＆ハーフビール……………93
	クリームサンドクラッカー…………84		パイ………………………………84
	クリームサンドココアクッキー………84		発泡酒……………………………93
	クリームみつ豆……………………79		バニラアイスクリーム………………78
	グレープシャーベット………………78		ビール……………………………93
	黒ビール…………………………93		ビターチョコレート…………………88
	紅茶・砂糖・レモン入り……………90		ブランデー………………………94
	紅茶・ストレート…………………90		フルーツキャンディー………………89
	コーヒー・ブラック…………………90		フルーツゼリー……………………78
	コーヒーゼリー（クリーム入り）……78		フルーツタルト……………………77
	コーン系スナック…………………82		プレッツェル………………………82
			ベイクドチーズケーキ………………77
			ボーロ……………………………85

125

ポップコーン	82
ポテトスナック	83
ポテトチップス・塩味	83
ポテトチップス・のり塩味	83
ポテトチップス・ピザ味	83
ホワイトチョコレート	88

ま
抹茶ミルク	91
豆入りかきもち	86
豆スナック	82
豆大福	81
みかんジュース・ストレート	92
みつ豆	79
ミルクキャラメル	89
ミルクチョコレート	88
ミルクレープ	77
モスコミュール	95
もなか	81
モンブラン	77

や
野菜ジュース・緑黄色野菜＆果汁	92

ら
ラングドシャクッキー	85
りんごジュース・ストレート	92
ロイヤルミルクティー	91
ロールケーキ	76

わ
ワッフル	76

素材編

あ
合いびき肉・豚30%牛70%	109
合いびき肉・豚70%牛30%	109
アサリ	121
アジ	121
油揚げ	121
イカ	121
イタリアンドレッシング	117
いちご	115
いちごジャム	119
イワシ	121
イングリッシュマフィン	102
ウインナソーセージ	111
ウスターソース	118
うどん・ゆで	101
温州みかん	115
エダムチーズ	113
おにぎり	100
おにぎり・大	100
オリーブ油	121
温泉卵	121

か
カジキ	121
カシューナッツ・味つき	121
カテージチーズ	112
かぼちゃ	121
カマンベールチーズ	112
ガムシロップ	120

カレイ	121
キウイフルーツ	115
絹ごし豆腐	121
キャベツ	121
牛肩ロース肉・脂身つき・薄切り	104
牛肩ロース肉・脂身つき・ブロック	105
牛サーロイン・脂身つき・薄切り	104
牛サーロイン・脂身つき・ステーキ用	105
牛すね肉	104
牛タン・薄切り	105
牛バラ肉・脂身つき・薄切り	105
牛バラ肉・脂身つき・ブロック	105
牛ひき肉	109
牛ヒレ肉・ステーキ用	104
牛もも肉・脂身つき・薄切り	104
牛もも肉・脂身なし・ステーキ用	105
きゅうり	121
牛レバー・薄切り	104
キンメダイ	121
グラニュー糖	120
クリームチーズ	113
黒砂糖	120
クロワッサン	102
鶏卵・M玉	121
ゴーダチーズ	113
ごはん・大盛り	100
ごはん・カレーライス用	100
ごはん・小盛り	100
ごはん・普通盛り	100
ごぼう	121
ごま油	121

さ
サウザンドアイランドドレッシング	117
サケ	121
サケ缶・水煮	121
さつま芋	121
里芋	121
サバ	121
サバ缶・みそ煮	121
サラダ菜	121
サラダ油	121
サラミソーセージ	111
サンマ	121
シジミ	121
じゃが芋・男爵	121
上白糖	120
食パン・12枚切り	102
食パン・8枚切り	102
食パン・4枚切り	103
食パン・6枚切り	103
ショルダーハム	110
ショルダーベーコン・スライス	110
スパゲティ・ゆで	101
スモークチーズ	113

	スライスチーズ……………………112		バンズパン・ハンバーガー用………103
	セミドライソーセージ………………111		ピーナッツバター……………………119
	そうめん・ゆで………………………101		ピーマン………………………………121
	ソーセージ・ホットドッグ用…………111		ピスタチオ・味つき…………………121
	そば・ゆで……………………………101		豚肩ロース肉・脂身つき・薄切り……106
た	大根（皮むき）………………………121		豚肩ロース肉・脂身つき・ブロック…107
	タイショウエビ………………………121		豚スペアリブ…………………………107
	タコ・ゆで……………………………121		豚バラ肉・脂身つき・薄切り…………107
	タチウオ………………………………121		豚バラ肉・脂身つき・ブロック………107
	卵豆腐…………………………………121		豚ひき肉………………………………109
	玉ねぎ…………………………………121		豚ヒレ肉・ブロック…………………106
	タラ……………………………………121		豚まめ（腎臓）………………………106
	タラバガニ・足………………………121		豚もも肉・脂身つき・薄切り…………107
	チェダーチーズ………………………113		豚もも肉・脂身つき・ブロック………106
	中華風ドレッシング…………………117		豚レバー・薄切り……………………106
	中華めん・ゆで………………………101		豚ロース肉・脂身つき・厚切り………107
	中濃ソース……………………………118		豚ロース肉・脂身つき・薄切り………106
	チョコレートクリーム………………119		普通牛乳………………………………121
	チリソース……………………………118		ぶどう（デラウエア）………………115
	ツナ缶・油漬け………………………121		ぶどう食パン・6枚切り……………103
	低脂肪牛乳……………………………121		ブラックタイガー……………………121
	とうもろこし…………………………121		フランクフルトソーセージ…………111
	トマト…………………………………121		フランスパン…………………………102
	トマトケチャップ……………………118		ブリ……………………………………121
	トマトソース…………………………118		ブルーベリージャム…………………119
	鶏ささ身肉……………………………108		フレンチドレッシング・乳化型……117
	鶏手羽元………………………………108		プロセスチーズ………………………112
	鶏ひき肉………………………………109		ブロッコリ……………………………121
	鶏ひき肉・ささ身……………………109		ベーグル………………………………103
	鶏胸肉・皮つき………………………108		ほうれん草……………………………121
	鶏胸肉・皮なし………………………108		ホタテ貝………………………………121
	鶏もも肉・皮つき……………………108		ボンレスハム・薄切り………………110
	鶏もも肉・皮なし……………………108	**ま**	マーガリン……………………………116
	豚カツ（濃厚）ソース………………118		マーガリン・カロリー1/2タイプ……116
な	なす……………………………………121		マーガリン・バター入り……………116
	ナチュラルチーズ・クッキング用……113		マーマレード…………………………119
	納豆……………………………………121		マカロニ・ゆで………………………101
	生揚げ…………………………………121		マヨネーズ・全卵型…………………117
	生ソーセージ…………………………111		メープルシロップ……………………120
	生ハム・長期熟成……………………110		モッツアレラチーズ…………………112
	にんじん………………………………121		もめん豆腐……………………………121
	濃厚牛乳………………………………121	**や**	ヨーグルト・加糖……………………114
	飲むヨーグルト………………………114		ヨーグルト・フルーツミックス………114
	飲むヨーグルト・低糖低脂肪………114		ヨーグルト・無脂肪…………………114
	はす（れんこん）……………………121		ヨーグルト・無糖……………………114
は	バター・個包装タイプ………………116	**ら**	ライ麦食パン・6枚切り……………103
	バター・脂肪分1/2タイプ……………116		落花生・いり・殻なし………………121
	はちみつ………………………………120		りんご…………………………………115
	発酵バター……………………………116		りんごジャム…………………………119
	バナナ…………………………………115		レタス…………………………………121
	ハマグリ………………………………121		ロースハム・薄切り…………………110
	バラベーコン・スライス……………110		ロールパン……………………………102
	パルメザンチーズ・粉………………112	**わ**	和風ドレッシング・しょうゆごま入り…117

竹内冨貴子（たけうちふきこ）

管理栄養士。ダイエットクリエーター。女子栄養大学栄養学部卒業。竹内冨貴子・カロニック・ダイエット・スタジオ主宰、女子栄養大学短期大学部講師、香川栄養専門学校講師などを務めるかたわら、ダイエットクリエーターとして雑誌、新聞、講演などで幅広く活躍。『ヘルシーレシピシリーズ1～5』（女子栄養大学出版部）など著書多数。

牧野直子（まきのなおこ）

管理栄養士。ダイエットコーディネーター。女子栄養大学栄養学部卒業。スタジオ食主宰。指導対象は、年代はベビーから中高年まで、内容はダイエットや健康維持などと幅広い。健康に関する情報や、簡単に作れて家族がよろこぶレシピの提案など、マスメディアで活躍中。『エネルギー早わかり』『塩分早わかり』（ともに女子栄養大学出版部）など著書多数。

携帯版
ダイエットのためのカロリーガイド

2009年2月17日初版第1刷発行
2009年5月10日初版第2刷発行

監修・データ作成／
竹内冨貴子（カロニック・ダイエット・スタジオ）
牧野直子（スタジオ食）

データ作成／清水加奈子（p96～98）
料理作成／竹内冨貴子　牧野直子　今井久美子　大越郷子
撮　　影／相木博　宇都木章　大蔵俊介　川上隆二
　　　　　国井美奈子　柴田好利　堀口隆志
表紙撮影／国井美奈子
デザイン／横田洋子
イラスト／木本直子
校　　正／くすのき舎

発 行 者／香川達雄
発 行 所／女子栄養大学出版部
　　　　　〒170-8481　東京都豊島区駒込3-24-3
　　　　　電話 03-3918-5411（営業）　03-3918-5301（編集）
　　　　　URL http://www.eiyo21.com
　　　　　振替 00160-3-84647
印刷・製本所／凸版印刷株式会社

乱丁本、落丁本はお取り替えいたします。
本書の内容の無断転載、複写を禁じます。
ISBN 978-4-7895-0621-2

© Kagawa Education Institute of Nutrition 2009, Printed in Japan

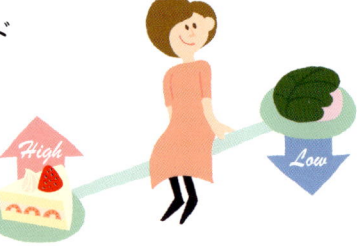